近现代名中医未刊著作精品集

刘耕尧医案百例

刘耕尧　著
张会永　整理

人民卫生出版社

图书在版编目（CIP）数据

刘耕尧医案百例 / 刘耕尧著；张会永整理. —北京：
人民卫生出版社，2018
（近现代名中医未刊著作精品集）
ISBN 978-7-117-26822-6

Ⅰ. ①刘… Ⅱ. ①刘… ②张… Ⅲ. ①医案 - 汇编 -
中国 - 现代 Ⅳ. ①R249.7

中国版本图书馆 CIP 数据核字（2018）第 100197 号

| 人卫智网 | www.ipmph.com | 医学教育、学术、考试、健康，购书智慧智能综合服务平台 |
| 人卫官网 | www.pmph.com | 人卫官方资讯发布平台 |

近现代名中医未刊著作精品集
刘耕尧医案百例

著　　者：刘耕尧
整　　理：张会永
出版发行：人民卫生出版社（中继线 010-59780011）
地　　址：北京市朝阳区潘家园南里 19 号
邮　　编：100021
E - mail：pmph @ pmph.com
购书热线：010-59787592　010-59787584　010-65264830
印　　刷：北京铭成印刷有限公司
经　　销：新华书店
开　　本：710×1000　1/16　印张：5
字　　数：84 千字
版　　次：2018 年 6 月第 1 版　2023 年 11 月第 1 版第 2 次印刷
标准书号：ISBN 978-7-117-26822-6/R·26823
定　　价：25.00 元
打击盗版举报电话：010-59787491　E-mail：WQ @ pmph.com
（凡属印装质量问题请与本社市场营销中心联系退换）

出版者的话

在我国近现代中医界曾经活跃过一大批学验俱丰，在当时享有盛誉、产生过重要影响的中医大家，或蜚声全国或名重一方，为中医事业的发展贡献了毕生精力，他们在临证之余也多有著述，然而，其中许多著作（如手稿、内部交流稿等）因种种原因在作者生前直至现在都未能出版，以致先贤在长期临床实践和寝馈深思中积累的宝贵学验被埋没、被遗忘，甚至有的已经失传，这应视为中医事业的一种损失。如以"作者生前其作品未能刊行"初步确立未刊的定义，历史上许多名著在一段时间内都曾经是未刊作品，明代本草学家李时珍的《本草纲目》就是一例，因此，中医界的未刊著作应该引起我们的高度关注。

诚然，以实事求是和谨慎客观的态度来考察和分析我社编辑目前搜集到的未刊著作，不能说每一部都是精品，但其中不乏有重要学术价值和临床指导价值者，它们凝聚了先辈一生的学术精华，尊重它们、珍视它们，进而出版它们，是中医编辑工作者的光荣使命，为此，我们策划了"近现代名中医未刊著作精品集"丛书，拟将上述作品在精选的基础上分辑出版，以飨读者。精选的标准为：作品应有较高的理论价值和临床指导价值，其学术观点及临证经验等，系经过作者当时长期的临床检验才得以提炼，既来源于临床实践，又能很好地指导临床实践，以目前的中医发展水平来衡量，仍有其科学性、独特性、实用性，对中医工作者和学习者有重要参考意义，对中医事业的发展有重要促进作用。为确保以上目标的实现，我们对符合上述目标初步入选的作品又分别报送当前中医界知名专家评审，在专家的具体指导下确立最终书目。

鉴于许多中医名家的未刊作品多在其弟子或家人、友人处，另有部分保存在中医临床、科研机构或各地图书馆当中,故殷切希望社会各界人士能提供有关稿件及信息,让我们共同努力,使一批批的未刊著作得以问世,使先贤英名不朽,学验流传,徽音累属,慈惠无穷。

人民卫生出版社

2009 年 9 月

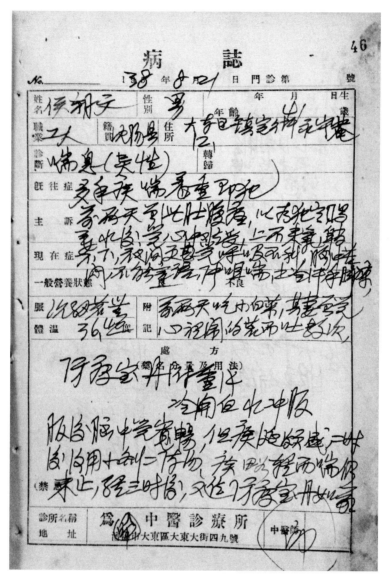

刘耕尧先生 1938 年行医病志

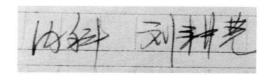

刘耕尧先生签名手迹

整 理 说 明

　　《刘耕尧医案百例》是刘耕尧先生老年在家休养期间,将自己的临床经验亲自汇集整理而成,自 1963 年至 1972 年,历时十年完成,初名为《刘氏医案》。书稿完成后,请辽宁名医孙允中作序,惜未能出版。1973 年 6 月,辽宁中医学院将此书手写稿印发给学院各教研组,供教研室老师教学及科研参考,使得这本书得以流传下来。同学之中有痴迷中医者,总能淘到一些"珍本",且互相传抄,我有幸复印保存一本。

　　刘耕尧先生,生卒年月无法考证,通过询问我院老一辈,得知其曾为我院肾内科医师,无官无职,但擅长治疗水肿、肾病,医术精湛,鲜有匹敌。因刘老过世较早(约 20 世纪 70 年代末),尚健在的老一辈对其仅有模糊印象,而资料档案大多在"文革"期间丢失,本人曾多方打听,查阅医院及地方档案,并通过公安系统查找,均以无果告终。因此,无法清晰描绘刘老生平,仅能从本书中领会他的学术思想。

　　本次整理出版,以本人手中手抄复印本为底本进行整理。整理内容如下:

　　1. 原书系书抄复印本,多处难以辨认,且脱字、错字繁多,揣摩上下文,尽量不影响原意,予以通顺语句。

　　2. 手抄复印本载有医案 97 例,因传抄年代较远,遗失 3 例病案。后幸而在查阅学校档案时,寻到遗失页码,补入"血风疮""疥疮""产后气喘"三案。

　　3. 凡例中记载,原书"格式以病名为纲,下分病因、症候、按、治法、方剂、附注等以期眉目清晰"。但原书格式不方便阅读,其中"病因"形同既往病史,"症候"如同现病史,"治法"为全部治疗过程的总结,而"方剂"是将所用方剂以编号罗列"按"之下,层次不清晰,不便阅读。本次整理将"病因""症候"合并为"病史",将"治法""方剂"尽量按诊次序拆分,分列开来,力求阅读方便。每案调整后,顺序如下:患者信息、病史、治法、方药、附注、按语。

4. 原书按语所引古籍仅求意同,与原文多有出入,予以更正。

5. 原书药物剂量为钱,统一为克,根据东北地区用药习惯,1钱按照5克换算。

6. 刘耕尧先生处方中"犀角""虎骨"之类,现为禁用药,此次整理为维持原貌计,予以保留。

张会永

2012 年 8 月

于辽宁中医药大学附属医院

序

　　中医医案早在《史记》中就有所论述，如司马迁为淳于意作传，详记治验病案数十则，脉因症治，详尽无遗，为后世医案的滥觞。况传上又说："目意所诊，皆有诊籍。"由此看来古时所谓诊籍，就等于现在的医案。到了宋代许叔微的《本事方》记述病人的姓氏及治疗经过，也就是医案。明代江瓘的《名医类案》虽为名贵，不如清代魏之琇的《续名医类案》的审慎。其他如徐洄溪、王孟英、吴鞠通皆有医案。其中以王孟英医案为最佳，《归砚录》是他的杰作，所录各案，无一不验。至于《吴鞠通医案》与《王孟英医案》相伯仲，再如何廉臣选辑的《全国名医验案类编》，其案皆验，较其他医案更为明晰确切。

　　我院老中医刘耕尧最近整理医案100例，命名《刘氏医案》，都是先生远年近日临床经验的作品，病例真实、效果显著，可为后学审证处方的楷模。问序于我，自愧学识简陋，不足以谈高深，因系多年老同志，不必客气，略书所见，以供参考。

一、对温病学说的运用

　　刘耕尧先生平素治病，根据《内经》理论分析病情，同时参考《伤寒论》和《温病条辨》等书，认为温病学说源于《内经》，离不开《伤寒论》的理论指导，二者是前后相因、相辅相成的。同时《伤寒论》得温病的结合，丰富和扩大了热性病辨证施治的范围。吴氏说："《伤寒论》六经由表入里、由浅入深，须横看。本论论三焦，由上及下，亦由浅入深，须纵看。与《伤寒论》为对待文字，有一纵一横之妙。"交织在卫气营血的各个论点，有新感与伏邪之别，顺传和逆传之分。先生在新感温邪每喜用清轻之品，以温为阳邪，最善伤阴，清轻之品纯然清肃上焦，不犯中下，无开门揖盗之弊，有轻以去实之能。又上焦湿温之邪，非若寒邪一汗即解，温热一凉即退，病难速已，每用轻宣渗利，却收到良好效果。此外，如老弱阴虚便结者予增液汤，胃阴亏不能食者予益胃汤，热邪深入下焦者予加减复脉汤，皆所以维护其虚，务存津液之心法。其于温病学说的运用，于此可见一斑。例如治疗谭某发热十余日不解，伴有头痛身重，继则出现神昏抽搐、肢体痿废，此系湿温失治，邪气逆传心包，气未解而入营，遂出现谵语痉厥等症候。先生采取吴氏湿温邪入心包、神昏肢厥的治法，使秽祛而神清，精神体力恢复而愈。又治疗一例刘某，女性，秋燥重症，少气不足以息，神志恍惚，三日不思食，停床四小时之久，其气若断若续，脉若有若无，舌质枯干无苔。根据吴氏所谓"肺之化源绝者死也"的说法，病势垂危，急用喻氏清燥救肺汤加减两剂，竟告复生。通过以上两例，说明先生运用吴氏学说，深思熟虑、灵活掌握，非深得其中三昧者曷克臻此？

二、对水肿临床的经验

先生从参加我院内科工作以来，在水肿方面总结了许多经验。众所周知，水肿病乃棘手而不易速愈的痼疾，到目前为止，国内尚未收到令人满意的效果。先生对《内经》"去宛陈莝"的论述有其独特的认识：如阳化气而行津液，阳气衰不能化气则津液潴留而为肿。在治疗上必须祛除郁积陈腐，以恢复其固有机能，他在辨证论治方面总结了三个阶段，即浮肿期、迁延期、恢复期，再分别运用汗、利、泻、补、调五法进行治疗。但对同病异治又摸出几个比较有效的治法，如：①用咽痛六合汤治疗咽痛肿；②用当归芍药散治疗少量尿蛋白久不消失；③用启峻汤治疗脾肾阳虚性水肿；④用延寿丹治疗肝肾阴虚性水肿；⑤用通经五皮合剂治疗以肿代经的周期性发作；⑥用清热荡浊汤治疗多年水肿血尿。这些经验，都是理论与实际相结合的结果。他如对头风、肝风、胎痫等病，亦有其独到之处。

三、对疑难重症刻苦钻研的精神

先生对疑难重症有刻苦钻研的精神，哪怕从未经治的疾病，他主动想办法，查阅文献。以痿躄为例，伞姓儿童温病后遗下肢瘫痪，不能起立行走，谓其能食力怯乃阳明有热消谷耳。根据《内经》阳明虚则宗筋纵的理论，用甘露饮以清心、肺、胃之热，继用虎潜丸以滋肾壮骨，服药月余，两腿力增，后服十全大补丸半年遂愈。再有治疗蜂蜇伤的病例，何姓牧羊童戏触马蜂窝，被群蜂包围毒蜇，遍体鳞伤，灼热疼痛，病势危急，先生根据《外台秘要》蚯蚓泥去热毒之法，用以外敷，肿痛若失，时际夏日，取材尤易。上述足证先生钻研工夫很深，给病人解除不少痛苦。

四、对秘验良方的公开

我初次看到治疗癫狂病的药方，感觉与硬伤药相似。从临床实际观察中，此药确有疗效。它不但能治癫病，而且能治狂病，所谓异病同治，也就是这个道理。另外先生对小儿疳癖病，尤有一定经验，有的患者甚至已到不堪用药的境地，用消疳化癖糊药却挽救了不少生命。此外对老年人患烫火伤的病例，应用家传秘方榆柏散，既能凉血止血，又能燥湿清热，效果显著。这些家传秘方，先生毫无保守，公之于世，殊堪钦佩。正如烫伤病一案中，先生写到："本患年老体弱，不耐病缠，且皮肉损伤，恢复无日为虑。情老郁勃，不食堪虞，恐垂暮之年，恢复无日耳。"面睹此种病情，十分棘手。先生根据"脾主肌肉""肺主皮毛"理论，推测患者脉来弦细、虚象偏多，应从补益立法，以加味保元汤，服药一周左右，竟肉芽新生而皮已渐长矣。

五、结　　语

先生从1963年始，用十年的功夫，把自己远年近日的临床经验汇集起来，写成这部《刘氏医案》。从内容来看，确能体现出他在临床工作中认真负责的态度，在辨证论治上着重理论联系实际，不尚浮夸，力求翔实，积累了多年的宝贵经验，始终抱着虚心学习、刻苦钻研的精神。

先生平素谦虚谨慎，认为自己经验总是有局限性和片面性，但他愿意把自己的经验和体会毫无保留的介绍出来，尽管其中有些主观见解尚待商榷，然而这部医案，无论在教学、医疗还是促进学术经验交流方面，都起到一定作用。

这部著作对我个人来说也是有所启发的，今后一定要虚心学习他实事求是的治学态度和勤勤恳恳的工作作风，并且要认识到科学是发展的，必须贯彻"百花齐放、百家争鸣"的方针来推动学术研究，不断的向前发展，使祖国医学在世界医药领域中放出灿烂的光芒！

1973 年 3 月 12 日

孙允中写于辽宁中医学院

凡　例

一、斯编所选各案，俱系个人临床验过，远年近日兼有，故名之为《刘氏医案》。

二、格式以病名为纲，下分病因、症候、按、治法、方剂、附注等以期眉目清晰。

三、斯编为带徒资料之一，故取材实际验案，以内科为主，旁及儿、妇、伤、疡，不足从缺。

四、限于时间关系，只收集医案100例，涉及疾病68种。

五、因水平所限，其中病名、病理等方面均欠推敲，错误不通之处定然不少，尚希同道，不吝赐教是幸。

刘耕尧于沈阳

目　录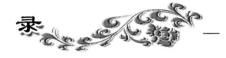

1. 中风 ……………………………………… 1

2. 肝风 ……………………………………… 1

3. 肝风 ……………………………………… 2

4. 厥证 ……………………………………… 3

5. 伤风 ……………………………………… 4

6. 伤风 ……………………………………… 4

7. 伤寒 ……………………………………… 5

8. 温病 ……………………………………… 5

9. 温病 ……………………………………… 6

10. 温毒 ……………………………………… 6

11. 冬温 ……………………………………… 7

12. 湿温 ……………………………………… 8

13. 湿温 ……………………………………… 8

14. 湿温 ……………………………………… 9

15. 秋燥 ……………………………………… 11

16. 秋燥 ……………………………………… 12

17. 肺痈 ……………………………………… 12

18. 失音 ……………………………………… 13

19. 哮证 ……………………………………… 13

20. 喘证 ……………………………………… 14

21. 喘证 ……………………………………… 14

22. 喘证 ……………………………………… 15

23. 吐血 ·· 15

24. 咯血 ·· 16

25. 不能食 ·· 16

26. 食㑊 ·· 17

27. 呕吐 ·· 17

28. 水肿 ·· 18

29. 水肿 ·· 19

30. 水肿 ·· 20

31. 水肿 ·· 21

32. 水肿 ·· 22

33. 水肿 ·· 23

34. 水肿 ·· 23

35. 水肿 ·· 24

36. 心水 ·· 25

37. 鼓胀 ·· 26

38. 血鼓 ·· 27

39. 虫鼓 ·· 27

40. 蛔厥 ·· 28

41. 积聚 ·· 29

42. 癫狂 ·· 29

43. 癫狂 ·· 30

44. 癫狂 ·· 30

45. 痫证 ·· 31

46. 痫证 ·· 31

47. 心悸 ·· 32

48. 消渴 ·· 32

49. 消渴 ·· 33

50. 黄疸 ·· 33

51. 瘟毒吐泻 ……………………………………………………… 34

52. 瘟毒吐泻 ……………………………………………………… 35

53. 瘟毒吐泻 ……………………………………………………… 35

54. 久泻 …………………………………………………………… 36

55. 痢疾 …………………………………………………………… 36

56. 头风 …………………………………………………………… 37

57. 头风 …………………………………………………………… 37

58. 头风 …………………………………………………………… 38

59. 痿躄 …………………………………………………………… 38

60. 痿躄 …………………………………………………………… 39

61. 痿躄 …………………………………………………………… 39

62. 痹证 …………………………………………………………… 40

63. 痹证 …………………………………………………………… 40

64. 历节风 ………………………………………………………… 41

65. 历节风 ………………………………………………………… 42

66. 鹤膝风 ………………………………………………………… 42

67. 胸痹 …………………………………………………………… 43

68. 厥心痛 ………………………………………………………… 43

69. 胸胁痛 ………………………………………………………… 44

70. 胸胁痛 ………………………………………………………… 45

71. 腰痛 …………………………………………………………… 46

72. 两胫骨蒸 ……………………………………………………… 46

73. 足心痛 ………………………………………………………… 46

74. 肝痈 …………………………………………………………… 47

75. 肠痈 …………………………………………………………… 48

76. 肠痈 …………………………………………………………… 48

77. 淋证 …………………………………………………………… 49

78. 淋证 …………………………………………………………… 49

79. 遗精 ··· 50

80. 阳痿 ··· 50

81. 尿血 ··· 51

82. 便血 ··· 52

83. 便血 ··· 52

84. 癃闭 ··· 52

85. 遗尿 ··· 53

86. 七天风 ··· 53

87. 温疹 ··· 54

88. 风热疹 ··· 54

89. 温热疹 ··· 55

90. 喘急 ··· 55

91. 顿嗽 ··· 56

92. 疳癖 ··· 56

93. 疳癖 ··· 57

94. 天行赤眼 ··· 57

95. 夜盲症 ··· 58

96. 蜂蜇伤 ··· 58

97. 烫火伤 ··· 59

98. 血风疮 ··· 59

99. 疥疮 ··· 60

100. 产后气喘 ··· 61

1. 中风

肖敏达,男,44岁,搬运工人。

病史:因思虑烦劳过度,猝然昏倒,擦伤额部,十分钟后救起。右侧肢体不能自由活动,口角歪斜流涎,舌强语謇,吐字不清,遗尿。脉弦劲有力,舌苔白滑。既往曾患水肿病,经治新愈。

治法:遵照急则治标,缓则治本的原则。以清热除痰治标,补元活络治本。舌强不掉,因痰涎闭其脉道,心火有余,故用涤痰汤、牛黄清心丸以清热除痰;再以加味转舌膏以清络中痰火,而治唇缓舌强。迨标证已去大半,再用补阳还五汤以补元活络,并配合大秦艽汤以搜络中余邪,间服防风通圣丸以消息表里,防壅滞流弊。

方药:①涤痰汤:半夏5克、胆南星3.5克、枳实10克、瓜蒌仁15克、石菖蒲10克、橘红10克、茯苓10克、竹茹10克、甘草5克、黄连7.5克,两副。

②牛黄清心丸,四丸。

③加味转舌膏:连翘10克、远志7.5克、薄荷5克、柿霜7.5克、石菖蒲7.5克、栀子7.5克、防风10克、桔梗7.5克、黄芩10克、甘草5克、大黄7.5克、玄明粉5克、川芎2.5克,八副。

④补阳还五汤:黄芪10克、当归10克、赤芍10克、川芎2.5克、地龙10克、桃仁5克、红花5克,二十副。前三副加二妙,因病有热象。

⑤大秦艽汤:茯苓10克、白术10克、甘草5克、当归10克、白芍10克、生地10克、防风10克、细辛2.5克、川芎5克、羌活5克、独活5克、秦艽7.5克、生石膏10克、白芷7.5克、黄芩10克,五副。

⑥防风通圣丸,二十丸。

附注:该患住院43天,症状消失,行路方便,基本治愈出院。

按语:本患水肿初愈,精血先虚,未及康复而努力持重,且思虑烦劳,五火内发,导致阴阳失调,肝风骤起而猝然昏仆矣。叶天士所谓:"精血衰耗,水不涵木,木少滋荣,故肝阳偏亢"是也,其苔白滑而脉弦劲有力,乃肝风内动之明证。今舌强语謇,歪斜流涎,亦风火交煽,痰气壅塞所致。林佩琴谓:"其痰火内生,轻则舌强难语……重则痰壅神昏",故首宜清热涤痰为先。张景岳谓:"阴亏于前,而阳损于后",再以王清任补阳还五汤以补元活络。

2. 肝风

宋吕卿,女,45岁,戏曲教师。

2

病史：1959年发现高血压病，血压在230~160/140~100mmHg之间波动，在某医院住院时曾出现过瘫痪现象，随后好转。本次因昨日生气，突然发病，以高血压脑病收入院。诊见：眩晕甚，不敢睁眼，欲吐欲便，呕吐数次。自觉颈项无力支撑头部，不敢活动。头胀，头汗出，神志清楚，语言无障碍，二便正常，食欲减少。脉缓而无力，舌红苔白腻。

治法：呕伤胃津，热邪乘胃，以加味温胆汤苦辛降逆，间以泄肝安胃。

方药：加味温胆汤化裁：陈皮15克、清半夏10克、芦根20克、枳实7.5克、竹茹15克、黄连7.5克、黄芩10克、钩藤15克、生石决明20克、菊花15克、玄参15克，紫金散6克（匀3包，冲服），三副。

二诊：大便通畅，头晕减轻，食欲转佳。再用辛凉和化、柔肝息风之法。方用：桑寄生20克、夏枯草20克、桑叶20克、黄芩20克、菊花15克、生石决明20克、生地15克、海藻10克、昆布10克、桃仁10克。

附注：该患共住院21天，症状基本消失，能独自沿墙行走，自动出院。

按语：脉缓无力，舌红苔白腻，乃胃失和降，五志之火易乘。本患肝阳上亢近4年之久，且秉性急躁，阴液多虚。水不涵木，肝阳易起，五志过极，风从火化。上扰清窍则目眩头胀，甚则跌仆；中犯胃府则呕吐眩晕，影响进食。《临证指南医案》载："内风，乃身中阳气之动变。"且肝为风胜，阴液衰耗之人随时都可招致耳。本患因伴呕吐，肝风中犯胃脘，先以温胆汤加味，泻肝安胃，再进柔肝息风之剂而安。

3. 肝风

邰成南，男，21岁，学生。

病史：1965年患肾性高血压，血压波动于160~140/100~80mmHg之间，服中西药久久无效。1966年3月来我院门诊治疗，诊见：头晕，头痛，伴有腰痛，活动多则下肢轻度水肿。舌质淡红，苔白厚腻；脉弦细，右略数。尿常规：尿蛋白阳性或弱阳性；血常规示贫血，血红蛋白60g/L。

治法：法当滋阴而风自息，用延寿丹；兼以当归芍药散调其营卫，水气庶克有济。

方药：①延寿丹：何首乌360克、牛膝40克、菟丝子80克，女贞子40克、豨莶草80克、桑叶40克、金银花20克、生地20克、杜仲40克，共为细末。另入旱莲草膏、金樱子膏、黑芝麻膏、桑椹膏各120克，捣和为丸，10克大，日二服。

②当归芍药散：当归 15 克、川芎 15 克、白芍 20 克、白术 15 克、茯苓 15 克、泽泻 20 克，上药为末，每服 5 克，日二次。

二诊：服上药后尿蛋白转阴，但血压仍无下降趋势。此肝阳偏旺，改以平肝镇逆之肝风锭，并仍间服当归芍药散。

③肝风锭：生杜仲 25 克、生黄芩 10 克、桑寄生 10 克、霜桑叶 15 克、夏枯草 25 克、怀牛膝 25 克、石决明 15 克、龙胆草 10 克，水法小丸，每服 5 克，日三次。

附注：服肝风锭 1 周之后，血压由 145/80mmHg 降至 120/78mmHg，并保持稳定。继续服药，贫血也逐渐好转，血红蛋白由 60g/L 升为 90g/L，并逐渐恢复正常，1 年后观察未复发。

按语： 脉弦细略数，舌质淡红，苔白厚腻者，病久阴血亏耗而肝阳偏旺耳。且肝为风胜，血液衰耗、水不涵木，内风时起，是以经久不息也。治疗先以延寿丹滋阴息风，后以肝风锭平肝潜阳。当归芍药散出自《金匮要略》，原治妇人腹中诸疾痛，但在临证中发现，其能调营卫，利水气，对于尿蛋白久不消退者，往往用之有效。

4. 厥证

姚子义，男，64 岁，炊事员。

病史：素有高血压病史，经常跌仆。本次发病前出现左侧胸痛、咳嗽，仍坚持工作。当晚突然昏厥，失去知觉约 2 小时之久，清醒后无偏废、歪斜之征，仅吐出紫黑血痰数口。来诊时自觉头痛，目眩，疲乏无力，咳嗽，气短，时感心区不适，咳出血痰后方觉松快。脉右实大，左浮大而软，舌红无苔。

治法：治宜甘寒化阴，清金制木，庶血随气布而循经矣。先以加味犀角地黄汤以清热凉血化瘀；待痰血止，头痛已，再用肝风锭以平肝息风治之。

方药：①加味犀角地黄汤：犀角 5 克（先煎）、生地 20 克、白芍 15 克、牡丹皮 10 克、荷叶 15 克、侧柏叶 10 克、白茅根 30 克、甘草 7.5 克、桑白皮 15 克，四副。

②肝风锭：生杜仲 25 克、生黄芩 10 克、桑寄生 10 克、霜桑叶 15 克、夏枯草 25 克、怀牛膝 25 克、生石决明 15 克、龙胆草 10 克，水法小丸，每服 5 克。

附注：住院 6 天，症状消失，自动要求出院。

按语： 脉右实大，举按皆满为邪热乘肺；左浮大而软，是为芤象，主血虚失血；舌红无苔，血热津伤。本患肝阳素旺，病前胸痛，所谓木火刑金，肺失清肃，肝气横逆，血行失常者是也。血之与气，并走于上则为大厥。又肝为血胜，肝不和而血不能静，故咳吐痰血，其头痛不适，痰血阻抑也。治疗上，平肝息风为其本，但因患者咳吐痰血，血不循经，先以犀角地黄清热凉血化瘀，使血随气布。

5. 伤风

患者某某，成年。

病史：感冒风寒，恶寒发热，无汗头痛，肢体酸痛，鼻塞声重，时流清涕或喷嚏，咳嗽稀痰。脉浮紧，苔白滑。

治法：辛温解表。

方药：加味香苏饮：紫苏叶15克、香附10克、陈皮7.5克、川芎7.5克、蔓荆子7.5克、防风7.5克、秦艽7.5克、荆芥7.5克、甘草5克、生姜2片。

二诊：服上方得汗后症状轻快，惟咳嗽、咯痰未除，继用杏苏散搜肺中余邪，止其咳。

杏苏散：杏仁10克、紫苏叶15克、半夏7.5克、陈皮7.5克、前胡10克、甘草5克、桔梗15克、枳壳7.5克、茯苓10克、生姜2片、大枣5枚。

按语： 脉浮紧，苔白滑，为风寒初感之征。且风从上受，首先犯肺。肺合皮毛，主一身之表，寒为阴邪，其气凝闭，故初起多恶风寒、头痛、发热、无汗；肺失清肃则咳嗽稀痰；鼻为肺窍，故鼻塞声重，流涕喷嚏等；诸症皆为风邪侵肺所致。

6. 伤风

患者某某，成年。

病史：感冒风热，身热有汗，头痛咳嗽，咯痰黏稠，咽痛气促，目赤舌红，脉浮数，苔薄黄。

治法：辛凉解表。

方药：银翘散加减：连翘15克、金银花15克、薄荷7.5克、白芥子7.5克、牛蒡子10克、竹叶10克、桔梗10克、芦根20克、杏仁10克、甘草5克。

附注：服药三剂，热退症除。

按语： 脉浮数，苔薄黄，乃风热初传之象。且肺主皮毛，鼻通于天，风为阳邪，其化以热，风性疏泄，故有汗不解，上干于头故头痛，热刑肺金则咳嗽稠痰，其咽痛目赤舌红者，皆风热化火之所致。辛凉平剂银翘散，轻可去实，适用于热性感冒,如流行性感冒,或体弱善感者亦以此方为优。如但咳或咽喉不利者,可予加味桑菊饮。方药如下:桑叶 15 克、菊花 10 克、杏仁 10 克、桔梗 10 克、甘草 5 克、连翘 10 克、薄荷 7.5 克、芦根 15 克、白僵蚕 10 克、玄参 10 克。

7. 伤寒

王文祥,男,30 岁,农民。

病史:冬日为寒邪所伤,因体素壮而未在意。但寒邪外束,里热复炽,病情转剧,头痛项强,发热恶寒,口渴无汗,烦躁不安,脉浮紧。

治法:卫气遏闭,营郁而生内热,以大青龙汤清热除烦。

方药:大青龙汤:麻黄 10 克、桂枝 7.5 克、甘草 7.5 克、杏仁 10 克、生石膏 35 克、生姜 3 片、大枣 4 枚(掰),一副,得汗止后服。

二诊:服大青龙汤后,汗出热减。但喘促、烦躁、脉浮数,此太阳之邪虽从汗解,然肺中邪气未尽,继与麻杏石甘汤加味。

麻杏石甘汤加味:麻黄 10 克、杏仁 10 克、甘草 7.5 克、生石膏 40 克、麦冬 15 克、玄参 15 克,二副。

附注:再进麻杏石甘汤后,表解里清,症状消退。

按语:风寒两伤,营卫俱实,故不汗出而烦躁,今表气郁闭,里热又急,非表里双解寒热兼顾不可,用仲师大青龙法。甘草、大枣补其脾精,生姜、杏仁降其肺气,麻黄、桂枝泻营卫之郁闭,生石膏清内热之烦躁。服药后热虽小,喘仍不止,故用麻黄发肺邪,杏仁下肺气,甘草缓肺急,生石膏清肺热,加麦冬、玄参而保其津液。按:大青龙系两解风寒之峻剂,非脉证确凿,绝不可轻易估试。

8. 温病

刘峥嵘,男,12 岁,学生。

病史:温病失治,损伤肺络,已三四日之久。诊见:咳嗽气促,心中烦热,吐出粉红血水,厌食乏力。脉细数无力,舌绛而光。

治法:清络育阴已缓不济急,急用安宫牛黄丸芳香开窍、苦寒泄热,冀邪火随诸香一齐俱散耳。

方药:安宫牛黄丸,每服 1 丸,日三服。

二诊:上药连进两日,血水止,症状轻,改服清络育阴之剂。方用:细生地

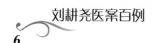

20克、玄参25克、麦冬15克、青竹茹20克、鲜荷叶20克、连翘15克、金银花15克、生白芍15克。

按语：吴鞠通在《温病条辨》中说："（肺之）化源绝，乃温病第一死法也。"今吐出粉红水，非血非液，实血与液妄迫而出。脉数无力，舌绛而光，热邪深固，化源速绝，病情极为危笃。以安宫牛黄丸，泻阳之有余，即所以补阴之不足；泻心火，正所以保肺金也。火热去，血水止，再予连翘、金银花、竹茹、荷叶清络，生地、玄参、麦冬、白芍育阴。吴氏谓："经谓必死之证，谁敢谓生，然药之得法，有可生之理。"信然！

9. 温病

马洪斌，男，30岁，支书。

病史：患慢性肾炎已7年，因过劳复发，间断高热4个月不退来诊。诊见：颜面轻度水肿，全身消瘦，肌肤甲错，腹部和两胫满布鳞状黑皮，肌肉松弛，腹部凹陷，左睛下可见豆大血痕，自觉头昏，腰酸乏力，头闷，不思食，恶心，口渴，大便时干时溏，小便黄，口唇干。舌质淡，苔白；脉细稍弦。

治法：此患阴液枯涸，以甘润存津的加减复脉汤，以恢复其津液，庶阴复阳留。

方药：加减复脉汤：炙甘草20克、干地黄20克、生白芍20克、麦冬20克、阿胶10克、火麻仁10克。

附注：数剂后，热退、神爽、思食矣，连服月余，腹部、胫部黑皮逐渐脱落，肌肤已呈新生，其余症状大都改善。乃投补益气血之剂，体益健壮。

按语：本患发热多日，几经周转，未能获效。肾病久虚之体，因劳倦内伤，复感温病，热邪深入，耗伤阴精，是以发热不退，此正不胜邪耳。况消瘦异常，肌肤甲错，乃津液枯燥之甚。劳倦内伤，脾不为胃行其津液，故口渴不思食，且脾虚不能化五谷之精微，而后天无神，肾受五脏六腑之精而藏之，将何所赖乎。脉细属正虚，稍弦属邪进，正虚邪进，其病堪虞。试投以吴鞠通复脉汤，竟获捷效，可见辨证之可贵，若拘于肾炎套方则误甚矣。

10. 温毒

唐采亭，男，50岁，商人。

病史：感受时邪，头面肿大光浮，俗谓大头瘟是也。初发寒热即双目水肿，渐向颜面发展，后遍及头面，肿大如斗，两眼难睁，皮薄而光，头晕，耳聋。

脉浮数;舌质红,苔白腻。

治法:轻可去实,方用普济消毒饮化裁,轻宣上焦,开天气,肃肺气,芳香败毒,兼而有之。

方药:普剂消毒饮化裁:连翘20克、金银花20克、薄荷7.5克、白芥子7.5克、马勃10克、板蓝根10克、桔梗10克、甘草5克、牛蒡子5克、玄参20克、白僵蚕10克、挂金灯10克、芦根20克。

附注:连服3剂,逐渐消肿,约10余剂完全消退而安。

按语:脉浮数,舌红苔腻者,风热于上而中有秽浊也。林佩琴谓:"病温更遇时毒",吴鞠通谓"诸温夹毒,秽浊太甚",其理一也。应引而去之,如毒邪内陷则传变莫测。

11. 冬温

葛玉恒,男,41岁,木工。

病史:经常感冒,3天前夜间恶寒发热,咳嗽,头痛,自觉全身灼热,来我院急诊室,诊断为右上叶大叶性肺炎,收入院。诊见:右侧胸痛,咳嗽,痰黏稠,咯出不易,痰中带血。喘气、转身都觉困难,口渴引饮,全身乏力不适,头痛,头晕,汗易出,3天来进食差,大便4日未行,小便赤。脉缓弱;舌边赤,苔薄白。

治法:辛凉清解以驱热邪,甘寒益阴而护正气,标本兼顾,予辛凉甘寒之银翘增液合剂。

方药:银翘增液合剂:连翘20克、金银花20克、牛蒡子15克、玄参35克、生地20克、桔梗10克、甘草7.5克、竹叶10克、桑白皮15克、瓜蒌30克、芦根25克,六副。

二诊:服药后,热势大减,胸痛已轻,咳止,便调,惟尚不思食。吴鞠通谓:"下后汗出,当复其阴",予益胃汤清金益胃,庶正复而邪自祛耳。

益胃汤化裁:桑白皮15克、枇杷叶10克、玄参15克、生地20克、沙参15克、瓜蒌20克、连翘20克、麦冬15克、甘草5克、桔梗10克,三副。

附注:住院8天,症状消失,痊愈出院。

按语:冬病应寒而反发温,非其时而有其气,感之而即病。且邪由上受,首先犯肺,故初起发热恶寒,甚则咳嗽胸痛,咯血痰;舌边赤,苔薄白,为胃津、肾阴俱不足;表邪初感,由气直入营分,其痰见血,肺络已伤;便秘尿赤,热已甚矣。方中银翘散去荆芥、薄荷,因汗易出而表已解;去豆豉避其温;

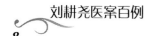

增液去麦冬,恐过腻留邪;如桑白皮、瓜蒌,因有喘咳、胸痛,须清肺利胸膈故也。

12. 湿温

王江,男,34岁,职工。

病史:半月前颈部患疖肿,经治疗7天消退。随后出现发热,体温高达39℃以上。热多起于下午五时许,至夜半方止。发热伴有恶寒,发热时间短,恶寒时间长,应用抗生素1周无效,已持续8天。同时伴有腹泻2天,便如稀水。临床检查未见疟原虫及伤寒菌种,乃收入院治疗。诊见:午后发热,全身疲乏无力,头痛,身重,体痛,下肢酸沉,面色萎黄,胸闷不饥,口干不引饮,大便正常,小便频数,色黄。脉细而濡,舌苔白腻。

治法:宜宣肺气以振脾阳,祛温邪而兼渗利。因势利导,勿犯汗、下之戒,以吴鞠通三仁汤,轻宣渗利为法。

方药:三仁汤加减:薏苡仁20克、杏仁10克、砂仁10克、滑石15克、淡竹叶10克、清半夏10克、木通10克、桑白皮10克、广陈皮7.5克、厚朴7.5克、荷梗15克、金银花15克,三副。

二诊:服药后诸症悉减,惟神智发呆,此机窍不灵,用芳香化浊法治之。方用:佩兰10克、荷叶15克、菊花15克、连翘15克、郁金7.5克、金银花15克、竹叶10克、滑石15克、杏仁10克。

附注:本患初得曾用西药治疗多日无效。口服中药后热即下降,继续服用,症状大减。后服芳香化浊以搜余邪,诸症逐渐消逝,住院观察两月,痊愈出院。

按语:《温病条辨》记载:"头痛恶寒,身重疼痛,舌白不渴、脉弦细而濡,面色淡黄,胸闷不饥,午后身热,状若阴虚,病难速已,名曰湿温。"盖身重体痛,下肢酸沉,为寒湿袭于肌表;胸闷不饥,头痛不举,乃湿邪蒙蔽清阳耳。湿为阴邪,其性氤氲黏腻,故难速已。营卫不乘不寒热,脾阳不伤不胸满。今脉细而濡,是阳虚湿乘之征;舌苔白腻,为湿邪浊滞之象。应用渗利湿邪,宣通清阳,服后热即下降,症状大减。后服芳香化浊以搜余邪,前后调理两月方愈。吴鞠通谓:"湿温较诸温,病势虽缓而实重",信然!

13. 湿温

田秉祥,男,19岁,钳工。

病史：湿滞内停，复感温邪，发热恶寒，湿热蕴积，用解热发汗药，热反不退。诊见：头痛恶寒，午后高热，身重疼痛，胸闷不饥，乏力，厌食，渴不思饮。脉细稍数，舌苔白腻。

治法：以三仁汤化裁轻开上焦肺气，佐以苦寒清热。

方药：三仁汤化裁：杏仁 10 克、薏苡仁 20 克、白豆蔻 7.5 克、竹叶 10 克、桑白皮 15 克、滑石粉 20 克、连翘 15 克、炒栀子 10 克、黄芩 10 克，三副。

二诊：已知饥思食，胸闷大减，惟午后尚有发热，口干思饮，脉仍细数。此湿郁化热，予辛凉疏解之剂。方用：连翘 20 克、金银花 15 克、薄荷 7.5 克、竹叶 10 克、生石膏 30 克、枇杷叶 10 克、桑叶 15 克、知母 15 克、杏仁 10 克、芦根 20 克、黄芩 10 克，六副。

三诊：服药后，湿气化，热渐清，再予前方进退。方用：桑叶 15 克、菊花 15 克、芦根 20 克、生石膏 20 克、杏仁 7.5 克、牛蒡子 15 克、连翘 15 克、天花粉 15 克、枇杷叶 10 克，五副。

附注：住院治疗 15 天，症状全部消失，痊愈出院。

按语：脉细稍数，舌苔白腻者，湿郁化热之征。吴鞠通谓："湿为阴邪，自长夏而来，其来有渐，且其性氤氲黏腻，非若寒邪之一汗即解，温热之一凉即退，故难速已。"且湿热交迫，蒸腾上逆，冲肺则喘，入胃则满，阴邪自旺于阴分，故午后身热也。处予三仁汤之剂则湿去大半，知饥而思食，脾阳得伸；遗有发热，因湿邪缠绵，郁郁化热使然，再投以辛凉疏解清其热。

14. 湿温

谭洪五，男，55 岁，水暖工人。

病史：十多天前发热，在某医院按感冒治疗，病情加重，出现昏迷，抽搐谵语等。来我院门诊时，体温仍持续在 39℃以上。曾呕吐两次，四肢厥冷，不能活动，呈朦胧昏睡状态。但有时能对答问话，自述头痛头晕，全身关节痛。诊见：发热，午后甚，肢体沉重，手脚凉，嗜睡，咳嗽，咯黄痰，面色黄晦，声音低微，口气秽浊逼人，腹部柔软凹陷，近 3 天未进食，亦未大便，小便黄赤。舌质红，苔白厚腻；脉缓而无力。

治法：呕吐不食，太阴脾土已伤，头身重痛，经络湿邪尚在。今脉缓无力，脾虚湿困也。舌红而苔白厚腻者，湿郁久而化热，心包受邪也。为清营达表，开窍驱邪之计，仿吴鞠通治疗湿温邪入心包，神昏肢厥之法，以清宫汤配合安宫牛黄丸，清营达表兼芳香驱秽，庶秽浊祛而神明可复矣。

方药：清宫汤化裁：犀角5克（先煎）、连翘心15克、玄参心15克、竹叶卷心10克、金银花15克、郁金粉7.5克、滑石粉15克，两副。安宫牛黄丸，每次3小丸，化服。

二诊：服上方后，精神症状好转，两手较灵活，能持箸进食矣。惟骨节酸疼，心中烦热，时有谵语，此经络湿邪犹在，心包余热未清耳。故以芳香透络祛湿之法，佐以开窍醒神。方用：连翘20克、金银花20克、郁金7.5克、竹叶卷心10克、滑石20克、杏仁10克、薏苡仁20克、木通10克、焦栀子10克、生石膏20克，三副。安宫牛黄丸，每次3小丸，化服。

三诊：昨日排便量多，色紫红，今晨再便一次，先紫后黄白，能入厕矣。惟觉疲乏已极，仍有谵语，目喜闭不开，夜睡鼾声较重，但神志渐清，能述其所苦。脉缓大，乃余热未清；舌润根腻，为湿未尽而秽浊盛。仍以前法进退，重点芳香化浊。方用：菊花15克、连翘20克、金银花20克、郁金7.5克、杏仁10克、滑石20克、紫豆蔻7.5克、通草10克、陈皮10克、茯苓15克、竹叶10克、石莲子7.5克，三副。安宫牛黄丸，每次3小丸，化服。

四诊：本方服后，午后热退，精神尚迟钝，目仍喜闭不开，即吴鞠通所说："阴为抗阳所损，阴损则恶见阳光也。"乏力，嗜睡，胸中苦闷，耳背，口不渴，脉缓弱，舌润根腻，此多由脾虚未复，不能健运所致。用轻宣渗利，兼芳香化浊法。此吴氏所谓："肺主一身之气，气化则湿亦化也"，方用：薏苡仁20克、杏仁10克、紫豆蔻7.5克、通草10克、桑白皮10克、陈皮15克、滑石粉20克、清半夏10克、焦栀子10克、郁金7.5克、藿香7.5克，三副。安宫牛黄丸，每次3小丸，化服。

五诊：服药后，精神转佳，嗜睡情况基本消失，胸闷不显，食欲转佳，每天能进食750克，仅下肢无力感。舌微干，湿渐化；脉有力，脾阳复。仍与芳香化浊以搜余邪。方用：藿香7.5克、佩兰10克、紫豆蔻5克、杏仁10克、薏苡仁15克、龙胆草7.5克、郁金7.5克、竹叶7.5克、菊花15克，三副。

附注：后上方加减又服十八副，住院27天，精神体力完全恢复出院。

按语：吴鞠通谓："湿为阴邪……其性氤氲粘腻"，又湿气弥漫，本无形质，以重浊滋味之药治之，愈治愈坏，其病势缓而实重，失治、误治者颇多，本患即典型一例。据发热十余日不解，伴有头身重痛等，进一步出现神昏抽搐，肢体痿废和酸疼，此温病失治，逆传心包，气未解而入营，致出现谵语痉厥证候。湿家忌汗，发汗则病痉。吴氏谓："湿温著于经络，多身痛身热之候，医者误以为伤寒而汗之，遂成是证。"

15. 秋燥

辛世权,男,72岁,农民。

病史:八月间着凉,并饮冷饮,而致胃疼,但未在意。后来咯痰带血,病情加重。一周内进食差,大便未行。来我院以肺炎收入院。诊见:咳嗽气短,咯深红色血痰,胸胁痛,背亦痛,微恶风寒,皮肤干燥无汗,不能右侧卧,气不足以吸,夜间为甚。尿黄赤混浊,口唇干燥,目睛微红,触情泪下。脉洪大有力;舌质红,苔薄黄。

治法:清金化燥。

方药:桑菊增液合剂:桑叶15克、杏仁10克、连翘15克、桑白皮15克、白茅根30克、桔梗10克、甘草10克、黄芩10克、玄参15克、麦冬15克、生地15克,三副。

二诊:服上方后血痰止,周身红点颗粒累累,夜间全身发痒,此风热毒邪一齐拥出,顿觉胸背疼痛大减,精神转佳,脉缓大。为立消风散清热疏风以因势而利导之。

消风散加减:荆芥7.5克、防风7.5克、苦参15克、蝉蜕10克、木通10克、知母10克、生石膏7.5克、连翘15克、金银花15克、薄荷7.5克、甘草5克、赤芍7.5克、黄柏10克、牛蒡子10克,6小时服药一次。后又加生地、玄参、牡丹皮、大青叶、红花等,连进七副。

三诊:服上方次日大便即行,食欲转佳,全身痦瘟陆续出没,约近一周逐渐退尽,咳嗽亦基本消失。按汗、下后当复其阴,用清金益胃法。方用:生地20克、麦冬15克、沙参15克、玉竹15克、甘草10克、石斛15克、玄参15克、桑白皮10克、橘红15克、桔梗10克。

附注:本患住院期间,曾一度出现头痛、失眠,用针灸和镇痛药俱不效,迨用清热疏风之剂后,竟获痊安,此郁热解而病自除,可参见案21喘证,值得医者深思矣。

按语:秋燥之气,轻则为燥,重则为寒,化气为湿,复气为火。此证新凉外加失于表解,郁久化热,势所必然。燥气化火则清窍不利而为咳;炼火刑金则胸背苦痛而烦闷。热伤肺络,咳有血痰,肺胃阴亏,阳明燥结,且不思食,口唇干,舌质赤,白睛红,尿黄赤,脉洪大,皆一派阴亏阳亢之象。总因于失治化热之所致。桑菊增液清金化燥治其标,清金益胃存阴善其后,兼以消风散清热疏风消息于其中。

16. 秋燥

刘秀兰,女,17 岁,未婚。

病史:深秋感受秋金燥烈之气,内含于肺,益以肺阴素亏,燥气化火,内外合邪,病情剧受。诊见:燥咳无痰,少气不足以息,神志恍惚,不饮不食已三日矣。停床四小时之久,其气若断若续。脉若有若无;舌质枯干无苔。

治法:辛凉甘润,以清燥救肺汤加减。

方药:清燥救肺汤加减:生石膏 12.5 克、甘草 5 克、霜桑叶 15 克、移人参 5 克、阿胶 5 克、麦冬 10 克、枇杷叶 5 克、杏仁 7.5 克、黑芝麻 5 克、羚羊角 3.5 克、川贝 5 克,两副。

附注:本患发病突然,未及治疗,病即剧变,诊查时其势已危。后进本方两剂,竟获痊愈。

按语: 其气若断若续,脉若有若无,舌质枯干无苔,此脉微欲绝之征兆,津液枯竭之明证。《素问·至真要大论》云:"燥化于天,热反胜之,治以辛寒,佐以苦甘。"《温病条辨·秋燥》:"诸气膹郁,诸痿喘呕之因于燥者,喻氏清燥救肺汤主之。"盖秋金肃杀之气胜而津液不腾,太阴肺阴之气亏而化源日涸。况燥气化火,精血益夺,吴鞠通所谓:"肺之化源绝者死",是也。叶天士亦有燥气化火,用辛凉甘润之治,可以取法。

17. 肺痈

艾德福,男,34 岁,农民。

病史:因风热客肺失于表解,蕴毒成痈。初起寒热咳嗽,胸胁刺痛,呼吸不利,不能侧卧,渐吐脓痰腥臭,咽干不渴。脉滑数有力。

治法:疏肺、化毒、排脓。因吐痰腥臭甚,兼以芳香之法。

方药:千金苇茎汤加味:芦根 100 克、桃仁 15 克、冬瓜仁 30 克、生薏苡仁 30 克、桔梗 15 克、桑白皮 15 克、川贝母 10 克、牡丹皮 15 克、生甘草 10 克、佩兰叶 15 克、荷叶 20 克、金银花 25 克、净连翘 25 克。

附注:2 剂后腥臭顿减,5 剂后脓痰亦轻。按上方加减 10 余剂后,诸症逐渐消失。

按语: 脉滑数有力,渐吐脓痰腥臭者,痈已成而毒势盛。邪正俱实,以苇茎汤疏利以顿挫其势,亦决壅防溃之法也。

18. 失音

夏福田,男,18 岁,学生。

病史:素有肺结核,咳嗽咯血病史。近因丢失马匹,急走过劳而发。声音嘶哑,咽喉不利,加着急益剧,饮食二便均正常。脉细数,舌红无苔。

治法:保肺生津,利咽敛音。

方药:音哑方:硼砂 50 克、元明粉 10 克、胆南星 10 克、百药煎 10 克(由五倍子同茶叶发酵制成)、诃子肉 10 克、冰片 1.5 克、乌梅肉 50 克,捣和为丸,龙眼大,每服 1 丸,不时噙化。

附注:患者每觉音哑、咽痒即含服 1 丸,随即舒畅,药尽而安。

按语:肺属金,为音之所自出,金空则鸣,金碎则哑。该患素有肺结核病史,其为肺阴素亏可知。今五志过极,相火烁金,加以急走过劳,阴津益损,水不制火而肺金益困,故金破不鸣矣。音哑方原载于《疡医大全·音哑门》),后收录于《验方新编》中,名曰哑喉奇方,本方对音哑确有效,惟对肺结核尚无明显效果。

19. 哮证

刘世英,女,28 岁,纺织工人。

病史:该患 10 岁时跑步玩耍发现哮喘,未重视,恶食咸食。一年前病情加重,应用氨茶碱、麻黄素无效。两月前因生气病情加剧,短气,喉中干鸣嘶哑,咳吐稠痰兼泡沫状,不能侧卧,心悸气短,食欲欠佳,面黄赤。苔白腻,脉弦数。

治法:以麻杏石甘汤加味,清金平喘化痰。

方药:麻杏石甘汤加味:麻黄 7.5 克、杏仁 10 克、生石膏 25 克、甘草 7.5克、瓜蒌 15 克、桑白皮 15 克、枳壳 10 克、橘红 15 克、苏子 7.5 克、黄芩 10 克。

二诊:服上方后,症状已基本消退,突因上三楼过累,及偶吸纸烟,于当午复发,病情加剧,一夜无眠,胸中苦闷,呼吸不利,鼻流清涕,鼻准发红,脉数无力。仍以上方加减。方用:麻黄 10 克、杏仁 10 克、生石膏 45 克、甘草 12.5克、桑白皮 15 克、橘红 15 克、苏叶 10 克、前胡 7.5 克。

附注:住院治疗 34 天,症状消退,观察月余未发而出院。

按语:苔白腻、脉弦数,乃相火之气旺,而肺阴之气虚也。幼年伤肺,缠绵未愈,经曰:"壮者气行则愈,怯者着而成病",况肺主一身之气乎。又肺主清肃,司呼吸,今金虚木反侮之,所谓木火刑金,故声音嘶哑而哮喘并至矣。

20. 喘证

孔祥运,男,46岁,复员军人。

病史:1950年出现喘促,至今已八年之久。近两年来受天气及季节影响,病情转重,在陆军总院住院40天,转大连八二疗养院疗养,后往返沈阳先后住院三次,仅维持现状,效果不佳,于1958年10月16日来我院门诊。诊见:喘促甚,咳嗽痰多,出气不爽,心悸,不能平卧,食欲不佳,耳鸣,大便正常,小便频数。脉弦数无力,苔白薄。既往有高血压病史,血压150/110mmHg。

治法:疏气散邪,理肺定喘。以《外台秘要》神秘汤治之,庶邪祛而正自安。

方药:神秘汤:柴胡10克、杏仁10克、厚朴7.5克、甘草7.5克、麻黄10克、陈皮10克、苏叶7.5克。

附注:从1958年10月16日至1959年2月13日一直服上方未变,基本治愈。两年后患者从海南岛来函:"遵医嘱到海南岛八一农场工作,已两冬未犯",并表示谢意。

按语:《类证治裁》载"叶氏亦云:喘证之因,在肺为实,在肾为虚也。"盖肺为气之主,肾为气之根,出纳协调,呼吸乃和,升降失常,喘斯作矣。今肺窍壅塞,呼吸不利,上气喘急,不得卧息,尤以季节气候影响发病为多,此虚实兼有之象,盖气候变化,出气不爽,其为肺之主病明矣。以神秘汤疏气散邪、理肺定喘,理肺气正所以扶正,正复而邪可祛矣。

21. 喘证

胡克勤,男,33岁,科长。

病史:十三年前患荨麻疹,后患咳喘病,住院治疗4个月未愈。此后夏天咳喘经常发作,近两年冬季亦发作,发作越趋频繁。注射西药当时起效,过时依然发作。一周前原因不明咳喘复发,于1956年来诊,来诊当年已第三次发作。诊见:咳嗽气喘,剧时不能平卧,咳吐泡沫样稀痰,全身皮肤瘙痒,以四肢为甚,累累成片,疏密不等,色红鲜艳,晨起或见风尤甚。曾有化学药物接触史。

治法:肃清客邪以安正气,驱除瘡癗尤为当务之急,以消风散加味清热疏风,并佐以祛痰止咳以消息于其间。

方药:消风散加味:荆芥7.5克、防风7.5克、苦参15克、苍术10克、黄柏7.5克、木通7.5克、蝉蜕10克、胡麻仁10克、生石膏10克、知母10克、甘草

5克、红花5克、连翘15克、牛蒡子10克。

二诊：上方服药二十一副后皮肤瘙痒基本消失，咳喘稳定，客邪将尽，再进二十一副后改清金扶正之法巩固疗效，方用：桔梗10克、甘草7.5克、白僵蚕10克、牛蒡子15克、玄参15克、麦冬15克、生地15克、芦根20克、石斛15克、竹叶7.5克、木通7.5克、桑白皮15克、白芍15克，十八副。

附注：经过两个月治疗，咳喘不发，瘩瘤未起，基本告愈。后因胃肠病住院，询问咳喘再未复发。

按语："诸病喘满，皆属于热"，叶氏谓："喘证之因，在肺为实"。盖邪气客之，肺窍壅塞，呼吸不利。且素有瘩瘤风宿疾，伏于三焦膜原，影响肺金清肃，其发作必引起咳喘加剧。因此治疗上，不能仅宣肺平喘，当首先驱除瘩瘤，肃清客邪，客邪尽，咳喘自平。

22. 喘证

候朝文，男，40岁，制鞋工人。

病史：素有喘促，突于夜间发病，与往昔迥矣。询及生吃小白菜后引起。诊见：喘促，目瞪口张，气短不足吸，觉胸中烦扰少气，喉中干鸣，不能卧息，精神极度紧张疲惫，轻度咳嗽，口唇干裂。舌质暗，苔干；脉弦紧有力。

治法：芳香化浊，解毒杀菌。

方药：张锡纯之卫生防疫宝丹：粉甘草50克、细辛7.5克、白芷5克、薄荷冰2克、冰片1克、朱砂15克，为极细粉末，每服5克，凉白开水冲服，两小时一次。

附注：连服数次，喘咳频减，三天后如常人。

按语：气上逆不得卧而息有音，即叶天士所谓"在肺为实……出气不爽为肺病"。盖邪气客之，肺窍壅塞，呼吸不利。且突然发病，胸中烦扰闷乱，口唇干裂，脉象弦紧有力，皆实候也。周内临近患此者数人，证候相同，原因一致，只数丸药取捷效，当知小白菜中毒引起。后经中国医科大学诊断，系钩虫病所致。

23. 吐血

刘大中，男，26岁，工人。

病史：素有咯血病史，秉性急躁，每遇情志郁勃即发，常以舒郁止血药随愈。近因过劳熬夜，室内烟气缭绕，致引起暴咳，大口吐血，用京墨汁和三七面止血俱无效。诊见：面色紫暗，咳嗽气呛，倾吐血液成碗，兼有血块，胸胁刺疼，不能侧卧，惟精神尚安静。脉缓有力。

治法：治以消瘀为主，兼清气解毒。

方药：王清任血府逐瘀汤加味：当归10克、生地15克、桃仁15克、红花7.5克、枳壳7.5克、赤芍10克、川芎5克、柴胡10克、桔梗10克、牛膝15克、甘草5克、犀角7.5克（先煎）、连翘15克、佩兰15克。

附注：一剂血即止，再剂而症状轻，后以宁血之法收功。

按语： 失血家遇感即发是其常也。本病由室内烟气缭绕，引起暴咳伤络而大口吐血。治以止血之法，是置离经之血于不顾而期成矣。盖胸胁刺疼不能侧卧者，乃膈间有死血；倾吐血液间有血块者，亦络脉有瘀而未易愈合也。以血府逐瘀汤化其瘀血，犀角、连翘等清气解毒。

24. 咯血

刘新华，男，22岁，学生。

病史：素有肝胃病，夜梦频多，往往因梦中生气而惊醒，用降火解郁药不效。诊见：咳嗽消瘦，时常痰中带血，胸胁苦闷，忧郁不乐，食不甘味，心烦躁扰，咯血加剧。脉弦长有力。

治法：寒热共济，平降兼顾，辅以重坠之赭石，使逆者平之，尤为拨乱反正之主力军。

方药：张锡纯秘红丹：野大黄粉5克、油桂面5克，合匀分3次，用生赭石末煎汤送服。

附注：本患服上药后血即止，连服数次痊安。后遇有肝郁气滞咯血，服止血药不效者，多用此方收功。

按语： 脉弦长而梦扰，肝气有余之象。胸郁闷而咯血，木火刑金之征，此木胜侮金为病。惟有泻火以清肺金，降逆而兼平肝木，庶克有济，仿张锡纯秘红丹法。方用大黄泄热止血，肉桂平肝，寒热共济，加赭石重坠而获效。唐容川谓"大黄一味能推陈致新，以损阳和阴"；张锡纯谓"平肝之药，以桂为最要，肝属木，木得桂则枯也"。

25. 不能食

薛宝昌，男，34岁，工人。

病史：高热病后，纳少乏力已一月之久。面色无华，气怯少神，乏力厌食，二便秘涩。脉数无力。

治法：甘凉、益胃、养阴。

方药：益胃汤化裁：细生地 25 克、麦冬 25 克、沙参 15 克、玉竹 10 克、白冰糖 10 克、石斛 15 克。

按语：饮以养阳，食以养阴，饮食乃卫生之源，而脾胃实人生之本。今得之于热病之后，不饥不食，脉数无力者，脾胃阴虚之征象，当以甘凉复阴为务。益胃汤出自《温病条辨》，中焦温病，胃阴虚而邪少，此方往往收捷效。用甘凉以复胃阴，胃阴复而气降得食矣。

26. 食㑊

曹纯贞，女，17 岁，学生。

病史：温热病后，日渐消瘦乏力，已两月余。诊见：善食而瘦，倦怠无力，便不通爽，自汗，盗汗。舌绛嗌干，脉数无力。

治法：甘凉濡润，兼清胃火。

方药：甘露饮：生地 20 克、熟地 15 克、天冬 15 克、麦冬 20 克、石斛 15 克、甘草 10 克、枇杷叶 10 克、枳壳 10 克、茵陈 15 克、黄芩 7.5 克。

附注：按本方化裁加减，连服一周，诸症渐退。

按语：舌绛脉数，便不通爽属热象；倦怠乏力，自汗盗汗为虚证。所谓善食而瘦多胃火，火炽故消谷而善饥耳。治疗上应甘凉濡润养胃阴。正如叶天士在《临证指南医案》中所说："胃宜降则和者，非用辛开苦降，亦非苦寒下夺，以损胃气。不过甘平，或甘凉濡润，以养胃阴，则津液来复，使之通降而已矣。"

27. 呕吐

李相春，男，26 岁，化学制药厂工人。

病史：食入反出一年余。沈阳医学院诊断为食道痉挛，久治未愈。询问患者：顽固性呕吐，思食但吃不下，必深吸气才能咽下食物，但不久仍吐出，每食必吐，无一例外。不吐时无反应，无异常气味，时呃逆，嗳气，大便头干。颜面苍白，精神紧张，形体消瘦，口唇焦干。脉沉细缓，舌润无苔。

治法：呕吐多由胃气失降使然，治以镇逆，佐以化痰之法，予旋覆代赭合温胆汤。

方药：旋覆代赭合温胆汤：代赭石 20 克、旋覆花 10 克、柿蒂 10 克、清半夏 15 克、陈皮 15 克、茯苓 15 克、竹茹 15 克、芦根 15 克、枳实 10 克、生姜 3 片。

二诊：服上方后虽思食仍不能下咽，《证治准绳》："王太仆曰：食不得入是有火也，食入反出是无火也。"且呕伤胃津，热邪易乘，故以清热化痰，佐以宁神治之，以加味温胆汤。方用：陈皮 15 克、清半夏 10 克、茯苓 10 克、甘草 7.5 克、竹茹 15 克、枳实 10 克、麦冬 10 克、芦根 15 克、黄芩 10 克、黄连 7.5 克。

三诊：胃纳逐渐转佳，惟呃逆时有，因病久体衰，胃气已虚，故开郁散痰之外，重点扶胃气兼以苦降之法，以丁香柿蒂竹茹二陈合剂。方用：陈皮 15 克、清半夏 15 克、茯苓 15 克、甘草 10 克、竹茹 15 克、丁香 5 克、柿蒂 10 克、党参 10 克、生姜 3 片。

四诊：上方服后，症状基本消退，精神渐复，惟偶尔嗳气，寒热互见，仍以散痰镇逆，巩固疗效。以上方加减。方用：陈皮 15 克、清半夏 15 克、茯苓 15 克、甘草 10 克、竹茹 15 克、丁香 10 克、柿蒂 10 克、旋覆花 10 克、代赭石 20 克、黄连 7.5 克、芦根 20 克、生姜 3 片。

附注：治疗 6 个月，症状消失，临床康复，已恢复工作。

按语：舌润无苔，胃气已虚，脉沉细而缓，津伤胃失和降也。上焦吐因于气，故呃逆、嗳气。虽思食但食不下，须深吸气才能咽下，斯证食道狭窄，必须吸气以扩张之。胃有痰阻则食已漾漾欲吐，吐伤胃津则热邪乘而易呕。治疗从清热化痰，扶胃镇逆为法。

28. 水肿

王晓林，男，34 岁，院长。

病史：七年前患水肿，两年后又患急性腹膜炎，手术后水肿呈周期性发作，经治疗一年近愈。今秋因工作劳累水肿复发，每月农历中旬发作一次，呈周期性。每次发作肿起下肢，渐及周身，并伴有腹胀腰酸，虚乏无力，尿频少、混浊，大便溏，时腹痛，头不晕，口不渴，咽痛。脉细，舌淡苔白。尿蛋白阳性。

治法：以分消汤加味实土温阳，希由阴转阳，由虚转实。

方药：分消汤加味：大腹皮 15 克、砂仁 5 克、苍术 15 克、桑白皮 15 克、泽泻 15 克、苏叶 10 克、陈皮 15 克、木瓜 10 克、木香 5 克、草果仁 5 克、槟榔 10 克、车前子 15 克、木通 10 克、附子 10 克、肉桂 5 克，十八副。

二诊：上方服完，诸症已轻，仅咽痛明显，右脉大，其为由阴转阳矣。改用咽痛方以清热导滞为法。方用：当归尾 7.5 克、赤芍 7.5 克、薄荷 7.5 克、牛蒡子 15 克、连翘 15 克、白僵蚕 10 克、大黄 10 克、甘草 7.5 克、桔梗 10 克、天花粉 15 克、金银花 15 克、黄芩 10 克，六副。

三诊：服上方后，诸热象已减，再以化风开结法以善其后。方用：甘草 10 克、桔梗 10 克、白芥子 7.5 克、薄荷 5 克、白僵蚕 10 克、牛蒡子 15 克、连翘 15 克、金银花 15 克、天花粉 15 克、芦根 25 克、竹叶 10 克、牡丹皮 10 克。

附注：经治后周期性水肿发作得以控制，症状全部消除。尿常规检查，蛋白连续四次阴性。

按语：本患初肿下肢，腰酸乏力乃阳虚湿胜之象；腹胀、腹痛、便溏，为饮食劳倦伤脾胃所致；脉细、舌淡、不渴俱属虚候。经云："人与天地相参也，与日月相应也，故月满则海水西盛。"此明言阳衰阴减之理，总不外脾肾阳虚有以致之。其水肿呈周期发作盖以此也。

29. 水肿

梁子月，男，33 岁，职工。

病史：于 1957 年 3 月初患肾炎，经中西医治疗半年，未明显起效。于同年 8 月末来我院就诊。诊见：头面轻度水肿，下肢水肿，按之没指，自觉腹部胀满，查有腹水，周身窜痛，头胀，尿量少。脉沉弦而数。尿常规：蛋白 +++，可见红细胞、颗粒管型。

治法：健脾利水佐以疏风，用五皮五苓化裁。

方药：五皮五苓化裁：陈皮 15 克、桑白皮 15 克、大腹皮 15 克、茯苓 25 克、泽泻 15 克、猪苓 15 克、白术 15 克、砂仁 7.5 克、木香 7.5 克、苏叶 10 克、竹叶 10 克，九副。

二诊：服上方后，水肿全消。水肿病其本在肾，继以补肾汤、薛氏肾气丸治其本。

补肾汤（亦名青蛾丸）：杜仲 15 克、牛膝 15 克、知母 15 克、黄柏 15 克、补骨脂 7.5 克、萆薢 15 克、胡桃肉 30 克（捣）。

薛氏肾气丸：熟地 20 克、山药 5 克、山茱萸 5 克、茯苓 15 克、牡丹皮 5 克、泽泻 5 克、牛膝 5 克、车前子 5 克、官桂 5 克、附子 2.5 克，为蜜丸，10 大。

三诊：服上方后，症状全消，仅遗腰酸。尿常规也逐步好转，蛋白 +，红细胞、颗粒管型已全部消失。尿中蛋白久久不退。改用调气益荣之当归芍药散。

当归芍药散：当归 15 克、川芎 15 克、白芍 20 克、白术 15 克、茯苓 15 克、泽泻 20 克，共为细末，每服 5 克。

附注：上方守服 3 个月，尿蛋白转阴，恢复半日工作。一个月后，恢复全日工作。后参加体力劳动等亦无异常变化。

按语：该患病已半载，肿犹未消，正虚邪实，不言而喻。诊见腹胀、腹水，下肢肿重，此脾不健运而水湿正盛也，且气不化精而化水则肾阴已亏。其周身窜痛、头胀、尿短、脉沉细而数，乃湿滞化热而兼风邪耳。故治以利水疏风除其标，再以补肾调气治其本。

30. 水肿

刘之氏，女，57 岁，家庭妇女。

病史：十年前曾因饮冷水患水肿，本次在一个月前原因未明复发。诊见：全身水肿，下肢为甚，压之泥而不起，腹部膨隆波动，食后胀加，大便数日未行，小便量少而混浊。脉缓大，舌白滑。

治法：急则治其标，用外散内利之越婢五皮合剂，以冀其开上窍以启下窍。

方药：越婢五皮饮合剂：麻黄 10 克、生石膏 20 克、杏仁 10 克、陈皮 15 克、桑白皮 15 克、大腹皮 15 克、茯苓皮 15 克、生姜皮 5 克、西瓜翠衣 30 克、丝瓜络 15 克、滑石 15 克、车前子 15 克、土狗 5 克，三副。

二诊：服上方全身水肿渐消，腹胀略减，惟腹水波动，下肢压之凹陷，脉细无力，舌白滑，此脾肾阳虚之象已具。予启峻汤。

启峻汤：人参 7.5 克、厚朴 7.5 克、当归 7.5 克、茯苓 7.5 克、白术 7.5 克、附子 7.5 克、炙甘草 2.5 克、肉桂 2.5 克、炮姜 2.5 克、陈皮 5 克、肉豆蔻 5 克、沉香 5 克，九副。

三诊：服启峻汤，肿势全消，食增神爽，惟血压高达 180/100~90mmHg。此阳虚日久伤及阴分，肝肾阴虚，水不涵木所致。宜滋补肝肾，用延寿丹。

延寿丹：何首乌 360 克、牛膝 40 克、菟丝子 80 克、女贞子 40 克、稀莶草 80 克、桑叶 40 克、金银花 20 克、生地 20 克、杜仲 40 克，共为细末，另入旱莲草膏、金樱子膏、黑芝麻膏、桑椹膏各 120 克，捣和为丸 10 克大，日三服。

四诊：服上药八天后，血压降至正常范围。仅自觉腰酸乏力。水肿病其本在肾，此阴阳俱虚之象，予济生肾气丸以补肾通阳。

济生肾气丸：熟地 200 克、茯苓 150 克、山药 100 克、山茱萸 100 克、牡丹皮 75 克、泽泻 75 克、牛膝 50 克、车前子 50 克、肉桂 25 克、附子 25 克,为蜜丸,10 克大,每服 1 丸,日二次。

附注:住院一个月症状体征消退,血压正常,自动出院。

按语:体虚邪实,最为难治。本证下肢肿重,压之泥而不起,脉缓舌滑,此浊阴凝聚之征。腹部膨隆,食入胀加,便结尿短,为湿热壅滞之象。总由下虚中满所致,治疗颇为棘手。《类证治裁》载徐灵胎语:"胀满症,即使正虚,终属邪实,古人慎用补法。又胀必有湿热,倘胀满或有有形之物,宜缓下之。"首诊以越婢五皮饮合剂外散内利,浮肿渐消。脾肾本虚外现,再书以启峻汤温补脾肾,以调补肝肾收功。《张氏医通》云:"凡下气虚乏,中焦气壅,欲散满则恐虚其下,欲补下则满甚于中,况少服则资壅,多服则宣通,当以启峻汤峻补其下,疏启其中。故气既得峻补,则上行而启其中,中焦营运之令,使之疏通,则中满自消,下虚自实。乃塞因塞用也。"

31. 水肿

项久令,男,29 岁,职员。

病史:从 1957 年 6 月开始下肢浮肿,肿至腰间,疲乏,时轻时重,血压偏高,160/110mmHg。经辽宁、北京多地治疗,一直效果不显,于 1962 年来诊。诊见:下肢水肿,腰酸腿沉,全身疲乏无力,头痛眩晕,时心烦呕恶,胃纳欠佳,面色发白,神志忧郁,二便不正常。脉右细弱,左稍弦;舌润无苔。

治法:从肝肾入手,用延寿丹滋补肝肾,配合加味知柏地黄汤补水泻火,以观察肝风动向。

方药:延寿丹:何首乌 360 克、牛膝 40 克、菟丝子 80 克、女贞子 40 克、豨莶草 80 克、桑叶 40 克、金银花 20 克、生地 20 克、杜仲 40 克,共为细末,另入旱莲草膏、金樱子膏、黑芝麻膏、桑椹膏各 120 克,捣和为丸 10 克大,每服 1 丸,日三次。

加味知柏地黄汤:熟地 20 克、茯苓 15 克、山药 10 克、山茱萸 10 克、牡丹皮 7.5 克、泽泻 7.5 克、牛膝 10 克、车前子 10 克、麦冬 10 克、知母 10 克、黄柏 10 克。

附注:服上药十余副后,血压基本恢复正常,波动亦不大。但脾胃症状反复不定,影响肾病治疗,病者主动要求异地疗养而出院。

按语:本患虚性水肿将近五年之久,辗转治疗,缠绵不愈。舌润无苔虚象也;脉右细弱为肺金虚,左稍弦乃肝阳旺。今肿在下肢,阴水湿胜之征;腰酸腿沉，阳虚不化所致。同时又有头痛、眩晕，为肝阳偏旺，木火刑金，因头象天而属金故也。其胃纳欠佳，时有恶心烦呕，乃肝木横克脾土，肝胃不和。本病不外相火横逆，乘土侮金之所致。但是肾气虚乏，关门不利，抑肝阳则有碍命火，扶肾阳则助长肝风，治疗颇为棘手。投以知柏地黄补水泻火，而肝风随之渐息，血压平稳；而延寿丹亦为缓补肝肾之良剂。

32. 水肿

段艳云，女，17岁，徒工。

病史：1959年5月13日值夜班时发现腿肿，逐渐向上发展，经市立三院诊断为急性肾炎，经治疗肿消，但上班后复发。后在多家医院治疗不效，且逐月反复发作。患者水肿每月中旬开始发作，约十天左右肿势全消，下月应期再至，无法控制，月经在发病后三个月已停，病人痛苦万分，由妇科转来。诊见：水肿起于下肢，渐次迅速向上身发展，全身高度浮肿，腹部膨隆紧满，气体充溢，下肢皮肤发紫发紧，压之易起，伴有恶心，厌食（喜酸），大便正常，小便量极少，色深紫混浊。脉细缓，舌无苔。

治法：病已日久，水血互结，交相为病，宜通经利水并举，用越婢五皮饮加味。

方药：越婢五皮饮加味：麻黄7.5克、生石膏15克、杏仁10克、甘草5克、陈皮15克、桑白皮15克、大腹皮15克、茯苓皮15克、西瓜翠衣30克、丝瓜络15克、滑石15克、车前子15克、当归10克、川芎7.5克、桃仁10克、红花7.5克，三副。

二诊：服药后尿量增多，肿渐消，改用通经五皮合剂。

通经五皮合剂：赤芍10克、当归尾10克、生地10克、川芎7.5克、牛膝10克、红花7.5克、桃仁10克、香附10克、苏木7.5克、五灵脂10克、陈皮10克、大腹皮10克、桑白皮10克、茯苓皮10克、生姜皮7.5克、琥珀面10克（匀6份，冲服）。

附注：服通经五皮合剂后第十天月经来潮，初来量多，渐渐转少，色鲜有紫黑色血块，经行腹痛，脉细缓。连服通经五皮合剂，观察四次月经来潮（经期28天），周期性水肿未再发作。一切症状消失，惟尿常规蛋白尚未转阴。后随访一年后工作正常，身体健康，嘱其再次复查尿常规，蛋白已转阴矣。

按语：本患水肿已年余，月经闭止近十月。其迅速发展，气体充溢，腹部紧满，皮肤发紫，压之易起，尿涩色浊等俱实候也。其脉细无苔，盖病久体衰而邪气易留矣，故治当从水血互结着眼。水血互结，交相为病，以肿代经，周期发作，非寻常水肿可比。本病每月中旬发作，《素问·八正神明论》曰："月郭满则血气实"，故正能与邪争，所谓："壮者气行则愈，怯者着而成病"是也。《金匮要略》记载："经水前断，后病水，名曰血分，此病难治；先病水，后经水断，名曰水分，此病易治。何以故？去水其经自下。"

33. 水肿

杨乃杰，男，44岁，儿童技师。

病史：1959年2月间发现下肢水肿，当时按急性肾炎治疗和休养，半年后症状基本消失。1962年2月又感腰酸疲乏，尿蛋白阳性，多方治疗不效来诊。

诊见：腰痛，腿软，疲乏无力，易感冒，尿赤，脉浮大，苔滑腻。尿蛋白起伏不定，镜下红细胞偏多。该患素有遗精史。

治法：因热移尿赤，不便峻补，应进清利之剂。

方药：清热荡浊汤：白茅根50克、飞滑石15克、连翘20克、生地15克、西瓜皮30克、丝瓜络15克、焦栀7.5克、甘草7.5克、淡竹叶10克、板蓝根10克。

附注：住院38天，自觉症状消失，水肿消退，尿常规基本正常。本应继进滋阴补肾之剂以巩固疗效，但患者因工作需要，结束治疗，自动出院。

按语：本患三年前水肿症状虽已消失，然水肿其本在肾。腰为肾之府，凡腰痛悠悠戚戚屡发不已者，肾之虚也。且素有遗精之症，肾虚不能封藏之所致。然初诊时，见其尿赤，乃湿热也，不可等同寻常，不便进补，反碍其邪。以清利之剂，而水肿亦除。但仍未治本，因患者原因未能继续治疗。

34. 水肿

陈明巨，男，24岁，工人。

病史：1964年7月患肾炎，入院治疗，水肿、腹水全消，惟尿中蛋白始终在+++~++++之间，镜下红白细胞及管型，血压140/100mmHg。1965年5月转肾病门诊治疗。诊见：极度疲乏无力，汗多，尿短，惟食欲尚佳，大便正常。舌质红，苔薄白而滑；脉沉细尺弱。

治法：培补本元，或补精以化气，或补气以生精，以加味保元汤治之。

方药：加味保元汤：党参25克、黄芪50克、肉桂7.5克、甘草15克、白术20克、陈皮15克、当归10克。

二诊：服药一周，症状无明显改善，血压 140/100mmHg，此阴虚阳不密藏，予滋补肝肾之延寿丹。

延寿丹：何首乌 360 克、牛膝 40 克、菟丝子 80 克、女贞子 40 克、豨莶草 80 克、桑叶 40 克、金银花 20 克、生地 20 克、杜仲 40 克，共为细末，另入旱莲草膏、金樱子膏、黑芝麻膏、桑椹膏各 120 克，捣和为丸 10 克大，每服 1 丸，日二次。

三诊：服药两周后，血压由 140/100mmHg 降为 122/94mmHg，仍治以培元补虚之法，以大补元煎化裁，并间断口服加味左归丸及河车粉。

大补元煎化裁：党参 15 克、熟地 15 克、山药 15 克、山茱萸 10 克、枸杞 15 克、当归 10 克、茯苓 10 克、白术 10 克、黄芪 25 克、炙甘草 7.5 克。

加味左归丸：熟地 100 克、山药 50 克、山茱萸 50 克、枸杞 50 克、菟丝子 50 克、杜仲 50 克、牛膝 35 克、鹿角胶 50 克、龟板 100 克、鹿茸 15 克、河车粉 35 克，为蜜丸 10 克大，每服 1 丸，日二次。

紫河车粉 50 克、山药粉 100 克，合研粉末，每服 5 克。

附注：服药四十天后尿蛋白降为 ++，恢复半日工作，此后蛋白逐渐下降，仅微量异常。血压于服药两月后降为 110/80mmHg，持续正常。

按语：此久病致虚，故觉疲乏无力；脉沉细尺弱，精血已见衰耗，况汗多尿短，阳损日久亦必及于阴故也。初投以保元汤，培补元气，藉补气生精，未见获效，乃阴虚阳不密藏也。改以延寿丹补其阴精，待阴精渐复，得以敛阳，再投以补虚之法而获效。

35. 水肿

张可利，男，34 岁，工人。

病史：1965 年 2 月发现下肢浮肿，全身无力。先后在市一、三院诊断为肾炎，于 7 月来我院住院治疗三个多月，症状有所好转，但尿蛋白仍在 +++~++++ 之间，12 月来肾病门诊治疗。诊见：自觉腰酸乏力，下肢轻度压痕。三年来周身经常有瘑瘤风出现。舌质淡，苔白薄，脉弦细。

治法：从脾肾着手，培补本元，并以清热疏风消息于其中，先予消风散。

方药：消风散：荆芥 7.5 克、防风 7.5 克、苦参 15 克、蝉蜕 10 克、木通 10 克、知母 10 克、生石膏 7.5 克、连翘 15 克、金银花 15 克、薄荷 7.5 克、甘草 5 克、赤芍 7.5 克、黄柏 10 克、牛蒡子 10 克，九副。

二诊：服药九副后，瘑瘤风已不显，但觉腰酸，投独活寄生汤以祛风扶正为务。

独活寄生汤：独活 15 克、桑寄生 15 克、杜仲 15 克、牛膝 15 克、细辛 2.5 克、秦艽 10 克、茯苓 15 克、肉桂 10 克、防风 7.5 克、川芎 10 克、党参 15 克、炙甘草 10 克、当归 10 克、白芍 15 克、生地黄 15 克，八副。

三诊：服药后，舌质淡红无苔，脉缓而弱，予大补元煎化裁，方用：黄芪 25 克、党参 15 克、当归 10 克、山药 20 克、茯苓 15 克、熟地 15 克、炙甘草 10 克、杜仲 15 克、牛膝 15 克、川断 15 克。

四诊：服上方后，舌象好转，但尿蛋白未见消退，予上方去川断，加白术 15 克、山茱萸 15 克，加重黄芪、党参。

五诊：治疗三个月后加服紫河车粉：紫河车粉 50 克、山药粉 100 克，合研粉末，每服 5 克。

附注：持续治疗半年，尿化验逐步改善，尿蛋白降为 +。

按语：肾失封藏，积虚成损。舌质淡，脉弦细，腰酸乏力皆虚象也。痹痛风久久不愈，亦正不胜邪之所致。治疗时，首先疏风清热，驱除痹痛，再以补肾填精为法。

36. 心水

于成和，男，69 岁，农民。

病史：半年前患水肿已愈，因于夜晚回家途中受惊，水肿病复发，病情急重。诊见：全身高度浮肿，下肢按之泥而不起，腰背肿，足心平，阴囊肿大，腹大而肿，腹皮紧满，自觉心悸气短，不能平卧，卧则气欲断。腹胀不敢进食，头汗多，尿极少，大便日二三次。脉叁伍不调；舌质红，苔白腻。

治法：轻宣渗利，藉开上以启下。

方药：浮萍 15 克、大腹皮 15 克、陈皮 10 克、青皮 7.5 克、丝瓜络 15 克、西瓜翠衣 25 克、杏仁 10 克、泽泻 15 克、桑白皮 15 克，五副。

二诊：服药后，心气略缓，再以调气行水，庶气行水亦行。方用：茯苓 35 克、桑白皮 15 克、西瓜翠衣 50 克、苏子 10 克、杏仁 10 克、大腹皮 10 克、陈皮 10 克，三副。后加白术 10 克，十五副。

三诊：服药后浮肿明显消退，神怡食增，心悸、气短均有改善，已能平卧安睡矣。迨全身浮肿退尽，皮肤苍老，心悸气短大减，憋气现象已消失。肿退之后当复其阴，予天王补心丹：党参 20 克、丹参 15 克、玄参 15 克、酸枣仁 15 克、柏子仁 15 克、当归 15 克、天冬 15 克、麦冬 15 克、生地 15 克、茯苓 20 克、五味子 10 克、远志 15 克、桔梗 15 克。

四诊：近日浮肿渐明显，脸颊虚浮，尿量少，腹微膨，仍予轻宣渗利之法，予首方加通草，方用：浮萍 15 克、大腹皮 15 克、陈皮 10 克、青皮 7.5 克、丝瓜络 15 克、西瓜翠衣 25 克、杏仁 10 克、泽泻 15 克、通草 10 克、桑白皮 15 克。

附注：该患住院 54 天，全部症状消失出院。

按语：心者生之本，神之变也。《金匮要略》记载："水在心，则心下坚筑，短气，恶水不欲饮""心水者，其身重而少气不得卧，烦而躁，其人阴肿"。该患高度水肿，水上凌心，心气受迫，且脉时歇止，病情极为危笃。如斯水邪上犯，心气被夺，振心阳则缓不济急，驱水邪须顾正气。治以轻宣渗利之法，藉开上以启下。

37. 鼓胀

刘永斌，男，35 岁，复员军人。

病史：一年多前患腹水，肿从下起，渐次腹胀，出现腹水，伴有高热，经治九个月，腹水一度消退，但仅隔十天，又肿胀如初。西医诊断为脾大性肝硬化。来诊时，腹部膨隆紧满，腹筋起，颜面四肢轻度浮肿，精神紧张，行动迟缓。思食不敢进食，食后胀加。大便溏而量少，日一二次，尿量亦少而混浊。脉缓大，舌苔白。

治法：以分消汤消肿除满。

方药：分消汤：苍术 10 克、厚朴 10 克、陈皮 15 克、猪苓 10 克、茯苓 15 克、白术 10 克、泽泻 15 克、香附 10 克、大腹皮 15 克、砂仁 7.5 克、丹参 15 克、瓜络 15 克、枳壳 15 克、郁金 10 克，三副。

二诊：初用分消汤，服后无明显变化。改用土狗煎以理脾疏肝，调其壅滞，并配合二丑头末以通其腑，使陈莝去而肠胃洁。

土狗煎：猪苓 15 克、茯苓 15 克、土狗 7.5 克、厚朴 10 克、苍术 20 克、陈皮 10 克、木香 5 克、槟榔 15 克、二丑 15 克、大腹皮 15 克、茵陈 45 克，二副。

二丑头末 7.5 克，空腹冲服。

三诊：服药后，腹水显著消退，症状亦随之减轻，但出现尿赤混浊现象。考虑因湿郁久而化热，曾出现热结膀胱，暂予清利化郁之剂。方用：白茅根 30 克、芦根 20 克、牡丹皮 10 克、桃仁 10 克、茜草 15 克、生牡蛎 15 克、鳖甲 15 克、茵陈 15 克、竹叶 10 克、通草 10 克，八副。

四诊：服药后，尿量颜色转为正常，惟腹水仍有渐聚之势，此时虚证显著，以温补脾肾的启峻汤峻补其下，疏启其中。

启峻汤: 党参 7.5 克、厚朴 7.5 克、当归 7.5 克、泽泻 7.5 克、白术 7.5 克、附子 7.5 克、炙甘草 2.5 克、肉桂 2.5 克、炮姜 2.5 克、陈皮 5 克、肉豆蔻 5 克、沉香 5 克、桃仁 5 克，十二副。

附注: 服启峻汤后，腹水未长，观察一段时期后，因患者脾大手术而转院治疗。

按语: 该患病已年余而脉缓大、苔白者，是虚实互见也。肿从下起，肾气虚乏，为浊阴凝聚之征。腹部膨满，食入胀加，满在肠胃也。所谓下虚中满，虚实互结，盅象也，欲散满则恐虚其下，欲补下则满甚于中。本病初起实证多，治标以通其腑，久则虚证显，用峻补以启其中，经所谓"塞因塞用"是也。

38. 血鼓

依陈氏，女，26 岁，家庭妇女。

病史: 身体素健，经停两月，初疑妊娠，迨腰部骤膨且日有进展，乃求医诊治。诊见: 单腹胀大，色苍黄，腹筋起，按之坚满膨急，四肢无水肿，表情抑郁。自觉腹胁微疼，食欲渐减，大便结，口唇紫。舌暗红，脉弦数有力。

治法: 化瘀通络，破积导滞。

方药: 桃奴散: 桃奴(炒)30 克、雄鼠粪(炒)10 克、延胡索 30 克、肉桂 10 克、五灵脂 30 克、香附 30 克、砂仁 10 克、桃仁 30 克、红花 20 克、当归 20 克、川芎 20 克，为细末，每服 10 克，黄酒下，日二服。

附注: 服药至一周，腹部渐觉宽舒思食，两周后便下形秽块物，胀亦明显消退。继予培补气血丸剂调理，未及一月而恢复健康。

按语: 本病因情志郁结，气失调畅所致。四肢不肿单腹胀大者为单腹胀，皮色苍黄，青筋暴露者乃血鼓。盖肝失调达，气机不利，血随气滞，日有所结，故按之坚满膨急，且感胁痛也。食欲减，大便结，波及胃肠。口唇紫，舌暗红，乃血瘀征象。所幸体素健，脉有力尚堪一击耳。以《医宗金鉴》所载桃奴散治之，衰其大半而止。桃奴，即桃枭，《别录》曰: "此是桃实著树经冬不落者""杀精魅五毒不祥，疗中恶腹痛"。桃奴散中取其化瘀血之功。

39. 虫鼓

韩家女，12 岁，儿童。

病史: 因饮食生冷，生活不洁，逐渐出现肚腹胀大。诊见: 体不羸瘦，肌肉半满，能食善饥，沉默嗜卧。腹大而柔，时痛时止，按之有包块转动，无压痛。

口唇有白斑,其环口周围黑皮粗糙,若桃李大,远观如生须状,自觉发干,不时用唾沫涂抹,大便量少。舌淡少苔,脉洪大。既往有蛔虫史。

治法:震荡驱虫。

方药:先以震动器缓缓震动腹部,再服以下药:甘草粉 10 克、山道年 4 耳勺,匀两次服。

二诊:服药后约下蛔虫百余条。再予大黄粉 5 克顿服,又下蛔虫数百条。改予家传消疳散 10 克、山道年 5 耳勺,匀两次服。

家传消疳散:西洋参 5 克、阿魏 10 克、青黛 10 克、木香 10 克、麦芽 10 克、厚朴 10 克、白术 30 克、槟榔 10 克、使君子 20 克、山楂 5 克、胡黄连 5 克、水红花子 20 克、神曲 5 克、三棱 10 克、莪术 10 克、香附 20 克、茯苓 20 克、芦荟 10 克、陈皮 5 克、黄芩 10 克、鸡内金 10 克、薏苡仁 10 克、芡实 10 克、生姜 5 克,共为粉末。

附注:服药后不及登厕,再下蛔虫。仍与上药两副,直至排虫净尽而止。虫净后,症状消逝,环口黑皮亦逐渐脱落,其疾乃瘳。

按语:腹大而柔,能食善饥与中消迥异。时痛时止,按有包块多属虫积矣。况口唇有白斑及口周黑皮,尤为虫鼓之明证。脉证属实,宜攻而去之。

40. 蛔厥

陈仲三,男,29 岁,科员。

病史:新年饱餐并饮白酒,当夜突然腹痛,剧痛无比,应用止痛药无效,腹痛为阵发性,痛后呕吐,呕吐食物及蛔虫一条。来诊时心下仍痛,疼痛拒按,曲腰护腹,呼痛频频,呕吐不食,冷汗出,两手发凉,咽紧。脉弦紧,舌红无苔。既往有蛔虫史,无胃疾。

治法:此为蛔厥,以乌梅丸温胃驱蛔。

方药:乌梅汤加味:乌梅 20 克、槟榔 10 克、黄连 12.5 克、黄柏 10 克、桂枝 5 克、附子 5 克、川椒 5 克、白矾 2.5 克、人参 5 克、焦三仙各 10 克、细辛 3.5 克、莱菔子 10 克,六副,另服乌梅丸 6 丸。

附注:服药后痛止,再予驱虫药下蛔虫而愈。

按语:蛔动而厥,心痛吐涎而手足冷。蛔动而上逆,则当吐蛔,蛔暂安而复动,则病亦静而复时烦也。以参、姜、附益虚温胃,以梅、椒、连苦酸辛气味以折其上入之势。饮食厚味诱发,故加三仙消导,呈倚附之势耳。

41. 积聚

艾庆福,男,28 岁,农民。

病史:因居处寒冷过度,饮食不节,寒食停滞,日久而成腹内积块,积块有形,痛而不移,位于脐下,时发寒热,体渐消瘦。脉弦滑有力。

治法:以膈下逐瘀汤化瘀导滞兼理气之法,间服补中益气汤以调中健运,其脾运而积滞化,养正则邪可除。

方药:膈下逐瘀汤:桃仁 10 克、牡丹皮 7.5 克、赤芍 10 克、乌药 7.5 克、元胡 10 克、甘草 5 克、当归尾 10 克、川芎 5 克、五灵脂 10 克、红花 7.5 克、枳壳 7.5 克、香附 10 克。

补中益气汤:炙黄芪 15 克、人参 10 克、炙甘草 7.5 克、白术 10 克、陈皮 7.5 克、当归 10 克、升麻 2.5 克、柴胡 5 克、生姜 1 片、大枣 3 枚。

二诊:上方交互服用八日后,寒热渐退。再酌予化滞丸以消坚荡积,去其大半而止。

化滞丸:巴豆霜、三棱、莪术、青皮、陈皮、黄连、半夏、木香、丁香,等份,共为细末,蜜丸如梧桐子大,每服七粒,日一次。

附注:服化滞丸半月后,积块已渐消,再服补中益气丸收功,迄今未犯。

按语:《景岳全书》谓:"不知饮食之滞,非寒未必成积,而风寒之邪,非食未必成形,故必以食遇寒,以寒遇食,或表邪未清,过于饮食,邪食相搏,而积斯成矣。"本患腹中积块,痛而不移,时发寒热,脉弦滑有力者,邪气进也。体已消瘦,正气渐虚,邪盛正虚,不能一味克伐,所以间用补中益气,扶正祛邪相兼为法。

42. 癫狂

孙玉珍,女,32 岁,家庭妇女。

病史:因着急惊吓患病,当日双目发直,次日夜间患者描述能看见异物如豚,第三天开始胡言乱语而来诊。诊见:患者癫狂,手足舞蹈,骂詈亲疏,时哭时笑,不食不睡,无法配合诊查。

治法:祛痰宁心。

方药:癫狂方:活土虫 5 克(取肥大者,炉火焙干)、血竭 5 克、乳香 15 克(去净油)、自然铜 5 克(醋淬透)、巴豆霜 1.5 克(去净油)、台麝香 1 克、朱砂 2.5 克(水飞),以上各取净粉,合研至无声,为蜜丸 2.5 克大,每服 1 丸,黄酒冲服,日一次。因配药耗时,就诊当日,嘱其先取散剂 4.5 克,匀三次,每日服 1.5 克。

附注:四个月后,患者姐姐介绍他人就诊,方知患者服药已愈。

按语:《张氏医通》记载:"善骂詈,日夜不休,狂言,惊善笑,好歌乐,妄行不休者,得之大恐。"本患即为惊恐发病,其病必缘于痰。《医学入门》曰:"河间以癫、狂一也,皆属痰火。"治疗当除其痰,镇其神。本药原名"除疯回生丹",系家传秘验方[1]。家慈用之治疗癫狂,每多获效。方中用乳香入心,祛风治癫狂为君;自然铜、朱砂安心神、定惊悸为臣;佐以土虫、血竭驱瘀血,巴豆导滞痰;麝香通灵开窍以为使。诸药协同,则痰火清而神明可复矣。

43. 癫狂

郭振山,男,44岁,钳工。

病史:因思念儿子,精神失常三个月。诊见:神思恍惚,沉默呆滞,时而往来踱步,时而寻死寻活。语无伦次,胡思乱想,胆小害怕,心烦不寐。

治法:此为痰迷心窍,当豁痰宁心。

方药:癫狂方4.5克(方药同前),匀3份,黄酒冲服,日一次。

次诊:服药泻下数次,精神安静些。再予癫狂方丸剂散剂并用。癫狂方散剂3.5克、朱砂粉2克,混匀分3份,每日冲服一份。癫狂方蜜丸,每丸2.5克,6丸,每次服半丸,日一次。

附注:服药后精神转佳,恢复工作,此后半月,仍有些发呆,胆小不寐,无食欲,再与癫狂方四丸以善其后。

按语:怀念亲人,忧郁不解,心脾气结,郁而生痰,痰结胸间,上蒙心窍,因而心常不乐,如醉如痴。本案患者发癫,虽与前案发狂不同,但皆痰蒙心窍,其理一也。

44. 癫狂

王吕氏,女,45岁,家庭妇女。

病史:二十年前曾出现精神异常,本次因生气复发,已两月余,较前明显加重。暴躁易怒,胡言乱语,街头乱跑,打闹躁狂,不能安寐。

治法:治痰宁心。

方药:癫狂方4克(方药同前),匀3份,黄酒冲服,日一次。

二诊:家属描述,第一份药被患者打掉,散落一地。无奈将第二份药强行

---

[1]《外科证治全生集》记载新增马氏试验秘方,录有此方,名"回生丹"。原方"专治跌打,有起死回生之功……牙关紧者,挖开灌之即活,再下一服即愈。"

灌入患者口中。服第三份药后，患者精神安静许多，不再乱跑乱闹，说话也好转，且能入睡。再予癫狂方4.5克，匀三次分服，患者未来复诊。

按语：自高自是，少卧不饥，或衣被不敛，狂言妄语，或妄笑歌乐，妄行不休，皆由七情所郁，痰迷心窍所致。

45. 痫证

沈文斗，男，7岁，儿童。

病史：初生后遗有痫证，每数月一发，或因食滞外感亦发。每发突然发作，卒倒无知，双目闭合，手足牵引，移时即省，约2~5分钟，口中有少量涎沫，醒后自觉头中不爽，全身乏力。

治法：化滞以除痰，因势利导之。

方药：砂雪丸：朱砂5克、轻粉5克、白僵蚕7个、全蝎36个，为细末，青蒿虫适量，捣和为丸，如梧桐子大，每服2粒。

附注：嘱其家属予置此药，俟病发清醒后即刻服下。平常可不服药，只注意风寒食滞即可，约两年内断续服药七八次后，竟不再发。

按语：此病得之母腹，其母有所大惊，气上而不下，精气并居，故令子发为痫证也。痫本痰热夹惊，口有涎沫，脑中不爽，是其候也。陈士铎在《石室秘录》中说："癫痫之证，亦累岁经年而未愈，乃痰入于心窍之间而不能出。"因此，治疗本病当化滞以除痰，亦因势而利导之之意耳。砂雪丸出自《外科证治全生集》，主治急慢惊风。家父将其治疗先天性痫证、初生儿脐风，疗效显著（参见案86）。

46. 痫证

张金玉，女，24岁，家庭妇女。

病史：幼时遗有痫证，数月一发，未甚注意，结婚后发作较重，一次曾在做饭时摔在灶前，将眉发烧焦，乃求治于余。询问患者，每次猝然摔倒，不省高下，口吐痰沫，移时方醒，醒后如平人。

治法：痫本痰热挟惊，大率行痰为主。

方药：白玉丹：白矾100克、郁金80克、赤小豆50克、法半夏100克、薄荷50克、胆南星50克、石莲子40克、酒军20克，共为细末，寒食面为小丸，滑石衣，每服10克，日二服。

附注：本患系老友之女，适居比邻。患者发作醒后眉发大半烧掉，求治时无适当之药,乃将癫狂后期用药予之,不料竟获痊愈,后永未复发。

按语:此证多由母腹受惊,成气火食痰,结于心胸,阻滞窍道,即时发作,行于络脉,暂时缓解。先天性痫证较癫狂为难治,白玉丹本为癫狂后期之药,本例患者应用获愈,其为化痰之功乎?抑或生理自然结果有以致之耶?

47. 心悸

王永全,男,21岁,工人。

病史:幼年受过惊吓,从1950年开始出现心悸、头晕,逐渐加剧。胸部发堵疼痛已四年之久,伴有骨关节肿大疼痛,西医诊断为阵发性心动过速。诊见:心悸气短,头晕乏力,阵发性心跳,天热尤甚,不能走路,头部怕晒,天凉好转。每发病时,如吐出痰液可以立刻缓解。

治法:以柴胡加龙骨牡蛎汤化裁镇浮阳。

方药:柴胡加龙骨牡蛎汤化裁:柴胡15克、半夏15克、茯苓10克、大黄10克、黄芩7.5克、白芍10克、龙骨20克、牡蛎25克、枳实7.5克、甘草5克、生姜2片。

二诊:患者连服二十剂,自觉胸部宽舒,头晕转轻,此心经有热,水不制火,宜和阴,二阴煎化裁。

二阴煎化裁:生地15克、麦冬10克、酸枣仁10克、玄参15克、甘草5克、甘菊花15克、连翘10克、焦栀子7.5克、白芍10克、黄芩10克、桑白皮10克、枇杷叶5克、荷叶10克,后又以牡丹皮、木通、龙胆草、竹叶等加减三十副,并配丸药调服。

附注:以丸药善其后,继续治疗六个月,食欲增进,体重增加,症状消失,心动过速经久未犯。

按语:怔忡乃心神已伤,病久益虚,故无所见闻而心中惕惕自动也。冷则减而热则增,乃水亏火盛,心包血虚,相火下迫耳。胆火上冒则头晕乏力,痰火怔忡则时作时止。大法宜养心血,调心气,降火安神。柴胡加龙骨牡蛎汤能下肝胆实热,胸满烦惊,去参、枣者,防温补也。以二阴煎消息变化增减,或清金以制木,或导赤而泻火,皆所以养心血、调心气、降火安神也。

48. 消渴

董兴,男,16岁,学生。

病史:因过食肥甘,患消渴病已月余。诊见:渴而能饮,日进水十余升。

大便如常,小便反数。脉寸口盛,舌质绛。

治法:辛凉甘酸,清金化燥,佐以兰草以除陈。

方药:白虎汤加味:生石膏 30 克、知母 20 克、粳米 40 克、甘草 10 克、五味子 25 克、竹叶 10 克、佩兰 10 克。

附注:上方加减出入半月而愈。

按语:肺热化燥,渴饮无度,是为消渴。脉寸口数盛为上消,舌质红绛,心火甚也,火甚未有不克金者。《素问·气厥论》曰:"心移热于肺,传为膈消。"白虎汤清金化燥,以五味子酸甘化阴,佐以兰草者,除陈气也。正如《素问·奇病论》所说:"……数食甘美而多肥也,肥者令人内热,甘者令人中满,故其气上溢,转为消渴,治之以兰,除陈气也。"

49. 消渴

曹庸,男,30 岁,农民。

病史:消谷善肌,病已半载,多治未愈。诊见:渴饮无度,善食而瘦,久之小便反多,尿浊如膏,大便硬坚。尺脉数。

治法:仿赵献可法,用六味丸料大剂加肉桂、五味、花粉,但滋肺肾,益以引火归元。

方药:六味丸料大剂加味:大熟地 200 克、山茱萸 25 克、茯苓 25 克、淮山药 200 克、牡丹皮 25 克、泽泻 25 克、肉桂心 25 克、五味子 50 克、天花粉 50 克,用水 20 碗,煎成 5 碗,放冷任意饮。

二诊:上方连服月余,消渴大减,再服黄芪汤滋补脾肺以善其后。

黄芪汤:黄芪 150 克、生地 150 克、白芍 150 克、麦冬 150 克、五味子 150 克、人参 15 克、甘草 15 克、天冬 15 克、茯苓 50 克,上药为末,每服 15 克,以乌梅煎汤服下。

附注:连服两月余,症状消失,并能维持不发。

按语:尺脉数为下消。三消之证,上轻、中重、下危。上、中不甚则不传。肾消者,乃上、中消之传受,肺、胃之热入肾,消烁肾脂,其精微与溲俱下也,是为此证。

50. 黄疸

张殿臣,男,35 岁,农民。

病史:情志不遂而强食,患黄疸半月。诊见:面目发黄,食已如饥,烦热头眩，但欲安卧，小便少。舌苔厚，脉弦数。

治法：清利湿热。

方药：胃疸汤：茵陈 25 克、苍术 10 克、陈皮 10 克、白术 10 克、茯苓 10 克、猪苓 10 克、泽泻 10 克、黄连 7.5 克、栀子 15 克、防己 10 克、葛根 10 克、秦艽 5 克。

附注：胃疸汤连服三剂，黄退全瘳。

按语： 食已如饥，面目发黄，为胃疸也。胃疸，即谷疸，有谓食伤成谷疸，总因脾胃湿热郁蒸之所致，烦热头眩是其佐证，苔厚、脉数尤为湿热正盛之候耳。《杂病源流犀烛》说："如食已头眩，寒热，心中怫郁不安，久则身黄，谷疸也，因饥饱所致，亦名胃疸。以胃气蒸冲得之。"胃疸汤，方出《医宗金鉴》："谷疸热实宜乎下，不实宜用胃疸汤，茵陈胃苓减草朴，连栀防己葛秦方。"

51. 瘟毒吐泻

沈文魁，男，56 岁，农民。

病史：瘟毒流行期间，自觉头晕不适，乃自行就诊于余。未及进门，即支持不住，邻人急用门板抬送我家。行至中途，曾吐泻两次，呕吐物为食物残渣，泻下米泔样便。吐泻后，极度疲乏，颜面苍白少神，四肢末梢发凉，口渴引饮，诉恶心腹痛。脉右大而数，左稍涩；舌质晦，苔白干。

治法：本病瘟毒初得，急用针刺放血法。针刺尺泽、委中出血。如血凝滞不出，急用手拍打，或用磁碟蘸温水顺刮。俟血流红活，再刺其血易出。本患针刺后，流出紫黑血，使毒随血出而愈。再以解毒活血汤活其血、解其毒，未有不一药而愈者。

方药：解毒活血汤：连翘 10 克、桃仁 20 克、红花 15 克、当归 10 克、枳壳 5 克、粉葛 10 克、赤芍 15 克、柴胡 15 克、甘草 10 克、生地 25 克，一副，煎汤饮下。

附注：1918 年真霍乱流行时，本人适在农村作业，当时对瘟毒动起阳性者，均针一次，服此一剂而愈。以后用此法取效，救活多矣。

按语： 瘟毒流行，大小染易，病证相同，发病急剧，伤亡最速。今脉右大而数，左稍涩，舌质暗，苔白干者，是热毒在气而血渐凝也。盖瘟毒戾气之邪，由口鼻吸受。本法取自王清任，正如《医林改错》所说："瘟毒自口鼻入气管，自气管达于血管，将气血凝结，壅塞津门，水不得出，故上吐下泻。初得，用针刺其胳膊肘里弯处血管，流紫黑血，毒随血出而愈。……一面针刺，一面以解毒活血汤治之，活其血，解其毒，未有不一药而愈者。但此症得之最速，伤元气最快，一半日可伤生。"

52. 瘟毒吐泻

沈老四，男，52岁，棚匠。

病史：性格直倔，在瘟疫流行时，自云"活人不得死病"，不信医药。未几，身患霍乱，亦不服药，迨已虚脱，乃首肯求医。诊见：上吐下泻已二日，双目塌陷，颜面消瘦，腹部凹陷，重度脱水状。皮肤松弛而干，泻下如米泔样，两腿部掣引，头汗出，四肢发凉，病情极为危笃。脉搏有时不及，舌淡无苔。

治法：回阳固脱，从王清任瘟毒吐泻急救回阳法。

方药：急救回阳汤：党参40克、附子20克、干姜20克、白术20克、甘草15克、桃仁10克、红花10克，为煎剂。

附注：服上方厥回汗止，连进两剂脱险，然亦危乎其危。后饮食疗养多日方愈。真霍乱流行时，进用此方者仅此一人，余均以针刺放血，进解毒活血汤救治。

按语：清浊相干，乱于胃肠，故成霍乱。胃阳不伤不吐，脾阳不伤不泻，今吐泻交作，津液暴亡，四肢厥逆，阴阳俱脱。脉微欲绝，舌淡无苔，皆一派虚脱之象，危急万分。附王清任之说："若吐泻一、两时后，或半日后，一见腿抽，便是腿上气少；一见胳膊抽，便是胳膊上气少。如见眼胞塌陷、汗出如水、肢冷如冰，谬言凉药有害，即余所立解毒活血汤，亦有过无功。此时无论舌干口燥，大渴饮冷，一时饮水数碗，放心用姜附回阳汤，一付可夺命。"

53. 瘟毒吐泻

茅振，男，32岁，农民。

病史：夏日突然发病。自觉全身不适，头晕疲乏，呕吐鲜血，未几觉腹中微疼，泻下少量水样便，随后便出全是鲜血，诊脉期间亦泻下一次。脉洪大而芤。

治法：宜清痧毒以顺其所出之路，则气自顺而血自宁矣。

处方：从王清任解毒活血法，并针刺尺泽、委中出血。

方药：解毒活血汤：连翘15克、桃仁15克、红花10克、当归10克、枳壳7.5克、粉葛10克、赤芍15克、柴胡15克、甘草10克、生地25克。

附注：服上方一剂血止，二剂复康。

按语： 突然发病，乱于胃肠，其从口鼻吸入可知，此疫疠时气侵及胃肠，破坏血络，盖痧毒急症之类。痧毒之气，冲心则昏迷，冲肺则喘促，入肝则胁痛，入胃则涌血，流于大肠则便血。回忆当时家属询问病名，卒以红霍乱告之，惟此症诸书无记载，乃当时妄言之耳。痧毒之中，其胸高胁起，呕血如汁，及便脓血者名瓜瓤瘟；胸闷废食，两胁痛甚，口出淡血沫，如西瓜瓤者，名血沫痧。二者与此均异耳。

54. 久泻

秦香甫，男，30岁，职工。

病史：腹泻两年余，久治未效，每日腹泻二三次，劳动、着凉益甚，便不成形，无脓血泡沫，腹部稍觉满闷，有时微疼，饮食如常，肢体尚丰。舌质少黯，无苔；脉弦紧。

治法：从王清任活血化瘀法。

方药：膈下逐瘀汤加减：桃仁15克、丹参15克、赤芍15克、乌药10克、元胡10克、川芎10克、甘草15克、当归10克、枳壳10克、红花10克、五灵脂15克、香附10克、补骨脂10克、干姜10克。

附注：三剂后，觉腹部宽舒，便形改善，连服十余剂，腹泻停止，后因外地出差停止治疗。

按语： 病久体丰而饮食如故，非关脾肾之虚也。舌质少黯而脉呈弦紧，腹中癥瘕之象耳，宜引而去之。以膈下逐瘀汤活血逐瘀，癥祛而泻止。

55. 痢疾

王文复，男，46岁，农民。

病史：体素羸弱多病，着凉患痢两天。诊见：恶寒发热，每日脓血便十余次，腹痛拘急，四肢厥冷，口淡不和，脉来微细。

治法：和营卫、散风寒，仿仲师当归四逆法，活血复脉治之。

方药：当归四逆汤：当归15克、白芍15克、桂枝15克、炙甘草7.5克、细辛5克、木通10克、大枣4枚。

附注：服上方一剂轻，再剂愈。

按语： 此平素气虚之人，寒邪袭入，正不胜邪，气血被遏，故恶寒发热，肢冷而脉微欲绝矣。其便脓血腹痛拘急者，正虚邪陷，气血阻滞所然。此与常人患痢有别，常人外感下利，投人参败毒散逆流挽舟即安，与此稍异。

56. 头风

裴仲武,男,31岁,工人。

病史:春节前出现头晕、头痛,迄今已3个月,时发时止。发时头晕、头胀,耳鸣目眩,夜睡梦多,食不甘味。脉来两寸弦紧,舌白干。

治法:清风热、平胆火,用头痛方。

方药:头痛方:蔓荆子10克、川芎10克、菊花15克、白僵蚕10克、薄荷7.5克、玄参15克、荆芥穗7.5克、藁本5克、龙胆草10克,六副。

二诊:服药无效,改投仙遗粮方,挟诸风药利筋骨而祛风。

仙遗粮方加减:土茯苓15克、防风10克、川芎10克、辛夷7.5克、蔓荆子10克、玄参10克、金银花15克、菊花10克、明天麻10克、灯心草2.5克。

附注:服仙遗粮方头痛明显减轻,连服数剂痊安。后遇有头风,投此往往获意外疗效。

按语:脉两寸弦紧,舌白干,乃风邪搏结,热郁于上也,又风邪上干,新感为头痛,深久为头风,其后遇触即发,非如新邪易散速安也。仙遗粮方原名头痛神方,出自缪希雍《先醒斋医学广笔记》。原方土茯苓重用四两,并有芽茶、黑豆二味。查《本草纲目》记载土茯苓:"强筋骨,祛风湿,利关节,止泄泻。治拘挛骨痛……"以之为君,佐以清热解毒之品,藉川芎、防风引药上行而达巅顶,以成祛风止痛之功。因土茯苓又名仙遗粮,所以此方名为仙遗粮方。

57. 头风

曹文议,男,29岁,职工。

病史:患头风已三年,发则剧烈疼痛,痛如锥刺,甚则晕倒,不计次数。每头痛发作时多出现感冒症状,或咽痛,耳鸣目眩,头晕。

治法:淡渗甘和,祛风湿、利筋骨,佐以清凉解毒止痛。

方药:仙遗粮方:土茯苓15克、防风10克、川芎10克、辛夷7.5克、蔓荆子10克、玄参10克、金银花10克、灯心草2.5克、明天麻10克、黑豆10克、菊花10克。

附注:上方化裁两个月,症状消失告愈。

按语:新感为头痛,深久为头风。遇触即发,发则痛剧,甚则晕倒,其伴有耳鸣目眩者,乃素有痰火,当风取凉之所致。又热结则肿痹,故发时往往伴随咽痛。

58. 头风

李克棠,男,55岁,工人。

病史:因当风取凉,风邪入脑,患偏头痛半年之久,经用针灸、服药不效。诊见:头目昏眩,疼痛以左侧为重,时发时愈,汗出恶风。脉浮,两寸微弦。

治法:深久者为头风,此正气夺而邪气胜,以李梴扶正祛邪法,庶邪祛而正胜。

方药:黄牛脑子酒方:黄牛脑子一个,切片,川芎10克、白芷10克,为末,用牛脑加上末入磁器内炖熟,乘热加酒食之,静卧熟睡,取汗。

附注:服后熟睡,翌晨自觉头脑清爽,自此疾已不发。

按语:汗出恶风而脉浮,风性趋上也;两寸稍弦,主气虚头痛。因当风取凉,邪乘虚而入,侵入脑府,素虚有痰,风扰痰动,故头痛昏眩耳。时而正胜风平,故亦作止有时也。黄牛脑子酒方出自李梴《医学入门》,能治远年近日偏正头风。

59. 痿躄

伞姓童,男,16岁,农家子。

病史:初患温热病,后遗下肢瘫痿,不能起立行走已半年之久。诊见:两腿无力,扶墙仅能立起,一步不能行,站立不足一分钟即跌倒。诊见其面色光泽,肌肉尚丰,且食欲良好,胃气旺盛。脉数而无力。

治法:先与甘露饮以清心、肺、胃三经之热而去其标,继用丹溪虎潜丸以滋肾壮骨而培基本。

方药:甘露饮:熟地15克、生地15克、天冬15克、麦冬15克、枇杷叶15克、石斛15克、枳壳10克、甘草10克,两副。

虎潜丸:黄柏300克、知母300克、熟地300克、龟板400克、白芍100克、当归100克、牛膝100克、虎胫骨(酥炙)150克、锁阳150克、干姜50克、羯羊肉1千克,焙干为末,蜜丸10克大,每服1丸,日三服。

附注:服虎潜丸月余,两腿力增,搀扶能走三五步,后嫌力薄,又增服十全大补丸调养半年而痊。

按语:温病最善伤阴,既经失治,其阴被热耗可知,脉数无力,是其候也。惟能食力怯,乃阳明有热消谷耳,《素问·痿论》:"阳明者,五脏六腑之海,主润宗筋,宗筋主束骨而利机关也。""心气热,则下脉厥而上,上则下脉虚,虚则生脉痿,枢折挈胫纵而不任地也。"故治此当以养阴退热去其标,再以补肾壮骨培其本。

60. 痿躄

张国英,男,35岁,工人。

病史:发病前曾患牙疼,以后发现下肢痿软无力,不能行也。沈医[2]神经内科确诊为脊髓炎,经中西医及针灸治疗三月,效果不显而来我院门诊就诊。诊见:两手尺侧三指麻木不仁,两下肢有抽掣感,自脐以下觉障碍,项强不能回顾和后仰。行路时须执杖,靠他人扶持,二便失禁。脉沉数无力,两寸弱。

治法:滋补肾阴、强筋壮骨,以丹溪育阴润燥之虎潜丸加减。

方药:虎潜丸加减:龟板40克、黄柏15克、知母10克、当归10克、白芍10克、熟地20克、陈皮5克、牛膝10克、锁阳5克、虎骨2.5克、杜仲10克、菟丝子10克,为煎剂。

二诊:六剂后,效果显著,能自己煎药,后按上方为末,以羯羊肉煮捣为丸10克大,每服1丸,日三次。

附注:服丸药缓图,症状逐渐消失,三周后扔掉拐杖,35天已行动自如,可独自来院就诊,手已不麻,仅下肢尚有不适。两个月后恢复如常人,七个月后恢复半日工作。随访疗效良好。

按语:脉沉数无力、两寸弱,乃阴虚内热而营卫虚也。《素问·逆调论》云:"营气虚则不仁,卫气虚则不用,营卫俱虚则不仁且不用。"肝藏血主筋,为罢极之本;肾藏精主骨,为作强之官。血虚则筋挛,精亏则骨痿,下焦属足少阴、厥阴之分,故下肢时有抽掣之感。三焦根于命门,其经起于手小指次指之端,故亦时感麻木不仁矣。《素问·痿论》曰:"肾气热,则腰脊不举,骨枯而髓减,发为骨痿。"是以项强动转维艰,行路须人扶持也。又肾司二便,肾虚故见二便失禁之候。齿为骨之余,初起牙痛是其候也。"故下经曰:骨痿者,生于大热也。"以虎潜丸者,清其热、补肾阴、强筋壮骨也。

61. 痿躄

杨淑玲,女,19岁,职工。

---

[2] 沈医即今之中国医科大学附属第一医院

病史：重感冒高热持久未退，曾用凉水擦身，此后发现四肢麻木抽掣，渐觉两足痿软无力，不能走路，经中西医及针灸治疗四个多月仍无效而来求医。诊见：两足痿软无力，行路蹒跚，不能久立，手足麻木，日渐加剧，幸食欲一般，二便自调。脉细数无力。

治法：滋肝肾、壮筋骨，以加味虎潜丸治之。

方药：加味虎潜丸：龟板 200 克、黄柏 150 克、知母 150 克、熟地 150 克、白芍 50 克、当归 50 克、牛膝 50 克、虎胫骨 50 克、锁阳 50 克、杜仲 50 克、菟丝子 50 克、陈皮 25 克、羯羊肉 500 克，焙干为末，蜜丸 10 克大，每服 1 丸，日三服。

附注：上方配丸药一料，未尽剂症状基本消失，能自由活动，两月后已恢复正常工作。

按语：温病失治，热邪久羁，非惟肺热叶焦，而肝肾之阴精亦耗。唐宗海在《中西汇通医经精义》中解病机十九条说："足痿，胫枯不能行走，则为足痿，然未有足痿而不发于肺者，盖肺主行津液，由阳明而下润宗筋，足乃能行。"又肾气热为骨痿，腰脊不举，骨枯而髓减，是以不能久立也。今手足麻木不仁，细数无力，皆热劫阴伤之所致。

62. 痹证

李克棠，男，60 岁，工人。

病史：因久居潮湿之地，下肢活动困难已两月。诊见：下肢沉重，膝关节微肿疼痛，行动吃力，腰痛肢沉，阴雨天尤甚。曾服独活寄生汤、十全大补汤等药，效果均不显著。

治法：调和营卫，祛风散寒。

方药：桂枝芍药知母汤加味：桂枝 15 克、白芍 10 克、甘草 7.5 克、白术 10 克、附子 7.5 克、知母 15 克、防风 15 克、麻黄 7.5 克、黄芪 15 克、生姜 3 片。

附注：上方出入加减服药两月渐愈。

按语：《素问·痹论》："风寒湿三气杂至，合而为痹也，其风气胜者为行痹，寒气胜者为痛痹，湿气胜者为着痹也。"久居湿地，下肢沉重，关节肿痛湿偏胜也，为着痹。治着痹利湿为主，兼祛风散寒，参以补脾益气，土强可胜湿矣。

63. 痹证

田加去，男，42 岁，副厂长。

病史：从 1959 年初患两腿痛，未引起重视。此后逐渐加重，先后用针灸、热疗等方法治疗，效果均不显。1962 年夏，下乡劳动两周后病情转重。至 1963 年腰痛越发加剧，活动困难。诊见：腰腿酸痛，上起于髋骨，下止于足跗，左侧尤甚，夜间加重，影响睡眠。畏寒，易汗出，关节无肿大变形，食欲良好，二便正常。舌质紫，苔白厚腻；脉弦略涩。

治法：藉宣通之法以恢复荣卫，以加减木防己汤。

方药：加减木防己汤：防己 30 克、桂枝 10 克、生石膏 15 克、滑石 20 克、通草 7.5 克、薏苡仁 15 克、甘草 7.5 克、黄芪 20 克、乳香 7.5 克、没药 7.5 克。

二诊：上方服药数剂不显，此病久邪深，加用虎挣散间服以搜陈邪、扶正气。

虎挣散化裁：炙马钱子 50 克、麻黄 15 克、桂枝 15 克、千年健 10 克、地枫皮 10 克、炮山甲 15 克、附子 15 克，为细末，每次 2.5 克，日二次。

附注：加服虎挣散十天后，疼痛减轻，夜睡较好，腿能屈伸，腰能弯矣。治疗一个半月，症状消失。

按语：本患痼疾五载，腰腿酸疼，俯仰维艰，坐立尤甚。此荣卫先虚，腠理不密，风湿乘虚内袭，正气为邪所阻，气血凝泣，因而成痹。且脉弦亦为痹证也。初以木防己汤加减而收效不显，因痼疾邪深，药轻力薄，改以虎挣散，以马钱子、炮山甲、附子辛温走窜，搜剔陈邪，以麻、桂、地枫散寒湿，以年健强筋骨，陈年痼疾随之而散。

64. 历节风

杨万有，男，34 岁，工人。

病史：汗出当风，肢节疼痛，不可屈伸已八日。诊见：两下肢疼痛不可屈伸，须持杖而行，两腿重痛，举步维艰，脚肿，头眩，无汗，脉缓大。

治法：祛风除湿。

方药：桂枝芍药知母汤：桂枝 10 克、白芍 15 克、甘草 10 克、麻黄 10 克、生姜 3 片、白术 10 克、知母 10 克、防风 10 克、附子 7.5 克。

附注：服此方一剂，汗出至足，再剂肿渐消，弃杖能行矣。后以此方化裁加减，未十剂而愈。

按语：《金匮要略》："诸肢节疼痛，身体尪羸，脚肿如脱，头眩短气，温温欲吐者，桂枝芍药知母汤主之。"本患脉缓大无汗，风湿表实也；脚肿，两腿重痛，举步维艰，湿重于下也，正与桂枝芍药知母汤相合，投以仲师方，效如桴鼓。

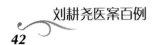

65. 历节风

王胜仁,男,20岁,学生。

病史:二十天前发现两足跖外侧轻度红肿疼痛,髋关节稍疼,未曾注意。十天后两脚着地困难,疼痛吃力。前天夜里突然发热,病情增剧。诊见:足趾关节肿痛,走路尤甚,不敢着地,两腿发沉。下肢出现暗褐色斑点,压之不褪色,斑点散在跖内外,约20个。两手指关节肿大,尤以中指关节为显。发热,头晕,自汗,心烦,胸微痛,不咳,失眠,食欲欠佳,口干不渴,尿黄赤,面黄晦。脉缓而有力,舌质红,苔薄白。

治法:以当归拈痛汤清除湿热,佐以通络。

方药:当归拈痛汤化裁:丹参15克、羌活7.5克、甘草5克、茵陈20克、苦参15克、葛根15克、白术7.5克、泽泻10克、猪苓10克、防风10克、知母10克、黄柏10克、苍术10克,十二副。

附注:服药后,关节肿痛基本消失,活动自如,紫斑未褪,手关节尚有轻度肿,但活动无阻。应再进通阳化瘀,佐以祛痰之剂,因患者外地求学,停止治疗。

按语:脉缓有力为湿邪酝藉之象,舌质红乃经络蓄热之征。湿邪郁闭阴分,气血受阻,流于关节,突然发病,日久变形,痛苦蹉跎,日轻夜重,急宜引而去之,如流连岁月,终成痼疾。

66. 鹤膝风

顾小保,男,17岁,农民。

病史:汗出入浴,关节肿痛,日久膝关节肿大,久治未愈。诊见:两膝关节肿大疼痛,状如鹤膝,肌肉瘦削,不能步履,夜间疼痛尤甚。脉沉弱。

治法:治以仲师历节祛邪法,以桂枝芍药知母汤,并以白芥子末调敷膝关节,以肿消为度。

方药:桂枝芍药知母汤:桂枝10克、白芍15克、甘草10克、麻黄10克、生姜3片、白术10克、知母10克、防风10克、附子7.5克。

附注:服药十余剂,并配合白芥子外敷,关节肿大全消,改以十全大补汤培元扶正以善其后。

按语:脉沉者,病在骨;脉弱者,病在筋。今沉弱并见,筋骨受邪,关节肿大而屈伸不利也。入夜甚而肌肉瘦削者,亦病在血且虚甚故也。本患因关节肿大,肌肉瘦削,投以桂枝芍药知母汤,虽与案64历节风不同,但其理一也,异病同治耳。

67. 胸痹

李锐,男,34 岁,车工。

病史:七天前出现左侧胸痛,逐渐加重,不敢吸气,咳嗽加剧,服止疼药不效,以胸痹收入院。诊见:胸痛彻背,疼痛难忍,不能平卧,胸部闷堵,有灼热感,不敢吸气,口苦,小便黄,面微黄。舌红苔薄,脉弦紧。

治法:急以通阳散结。

方药:瓜蒌桔梗汤化裁:瓜蒌 35 克、桔梗 15 克、白芍 15 克、连翘 20 克、桑白皮 15 克、木香 15 克、藿香 7.5 克、甘草 10 克、金银花 20 克、黄芩 15 克,三副。

二诊:服药后胸痛基本消退,背亦不痛,仅心窝部有压痛感。改以清肺和胃法,以桑杏汤化裁善其后。

桑杏汤化裁:桑白皮 15 克、连翘 15 克、桔梗 15 克、甘草 5 克、桑叶 15 克、杏仁 10 克、黄芩 10 克、枳壳 10 克、橘红 15 克。

附注:服药后,诸症悉安。

按语:脉弦紧,弦则阳微,紧则主痛,是以胸痛彻背,上气喘急,此阳气不用,阴气上逆耳。急以辛通苦降法,使清气布覆,胸次空旷,仿瓜蒌薤白化裁,而胸痹除。

68. 厥心痛

苏荣久,男,48 岁,医师。

病史:今年春天开始,因工作劳累心区疼痛,开始时夜间发作,现在白天亦心痛。在六院诊为心绞痛,经治疼痛未减。诊见:心区痛,向肩背放散,心悸、气短,隔二三天咳血痰一次,自觉咳出而痛减。面无光泽,消瘦少神,自觉心里热,全身乏力,皮肤有燥热感。脉弦细,舌苔厚。既往有高血压病及肺结核病史。

治法:益阴和阳,清心宁神。

方药:白芍 15 克、当归 10 克、茯神 10 克、柏子仁 10 克、百合 50 克、龙骨 15 克、牡蛎 15 克、甘草 10 克,三副。

二诊:服药后,未再咳血痰,白天疼痛减轻,疼痛次数亦减少,惟心跳频繁,予以益阴通络法,方用:百合 50 克、白芍 15 克、牡丹皮 10 克、白茅根 25 克、荷叶 10 克、乌药 7.5 克、丹参 20 克、砂仁 5 克。

三诊:服药后,疼痛持续时间缩短,血痰消失,惟仍自觉心跳,再进养心宁神之法,方用:龙骨 20 克、牡蛎 20 克、茯神 15 克、远志 10 克、柏子仁 10 克、石菖蒲 10 克、丹参 10 克、麦冬 10 克、桔梗 10 克、白芍 10 克。

附注:以上方随症化裁治疗两个多月,偶有心悸,余症全部消失。

按语:厥心痛与背相控,如从后触其心,或心痛引背不得息者,是为肾邪干心之证。又心痛间,动作痛益甚,或心痛短气不足以息者,是为肺邪干心之证。正以肺邪搏结于心则脉弦,肾邪上凌于心则脉细,心因受邪,易致郁结,反映于舌则舌红苔厚。据此脉证合参,皆肺肾之邪干心所致也。心气既已郁结,久而生热,灼炼心阴,故心痛而烦,发热动悸,此为心阴虚之证。怵惕思虑则伤神,郁久化热则耗血。且气为血帅,气和则血循经,气逆则血越络。今因心气郁结,以致气血不和,而现咯血者,乃理所固然也。治疗之法,总不离益心阴、宁心神,兼及肺肾。

69. 胸胁痛

弗保清,男,52 岁,炊事员。

病史:一个月前发热,应用青霉素未效,三天前再次高热,病情加重。咳嗽,吐痰,胸痛不能转动,以胸膜炎收入院。诊见:发热,咳嗽,气短,吐白黏痰,量少,不能右侧卧,腹胀,手震颤,消瘦异常,食欲欠佳,口干不引饮,宿不能眠,小便短赤,大便六日未行。脉细数,苔白厚。

治法:辛凉清解。

方药:连翘 20 克、金银花 20 克、桔梗 15 克、甘草 10 克、瓜蒌 20 克、橘红 15 克、桑白皮 15 克、竹叶 10 克、杏仁 10 克、桑叶 15 克,六副。

二诊:服药后,精神好转,咳轻痰爽,食欲渐佳,已能转侧自如,再投清气豁饮法,前方略事加减。方用:连翘 20 克、金银花 20 克、桔梗 15 克、甘草 10 克、橘红 15 克、桑白皮 15 克、杏仁 10 克、贝母 10 克、葶苈子 10 克、苏子 7.5 克。

三诊:患者大便燥结,腹满拒按,脉细数,此体虚液短不能运行所致,以吴鞠通增液承气汤滋燥泻热并举。

增液承气汤:生地 35 克、麦冬 25 克、玄参 15 克、大黄 15 克、芒硝 7.5 克。

四诊:服药排便四次,状如羊粪,腹部觉松快,食欲佳,惟胸部犹有闷感。脉细缓、重按有力,此阳明燥结虽除,而膈间痰饮未清,宜豁痰豁饮法,用葶苈大枣泻肺汤以肃余邪,佐以贝母、白芥子以除痰也。

葶苈大枣泻肺汤化裁:葶苈子 15 克、车前子 25 克、杏仁 10 克、贝母

10克、白芥子7.5克、薏苡仁20克、郁金10克、桑白皮15克、大枣5枚。

附注：住院期间曾配合抽胸水五次，约6000毫升，但总体治疗以中医为主，住院两月余，治愈出院。

按语：咳唾引痛，转侧不能，膈间有饮邪也。脉细数躁疾，舌苔白厚，阴虚化燥耳。盖肺在膈上，有通调水道之能。今高热月余未解，温热久遏，肺阴火伤，火结为痰，故胸胁痛，咳唾胶痰而量少。胃气虚则营卫亦无所禀，故乏力而纳呆，肺阴亏则大肠失其濡润，故腹胀而便难。发热者，表邪尚盛也。总之，热气怫郁，阴虚化燥之征，邪胜正亏，本虚标实之象，未可以等闲视之也。水泛为饮，故当温化，火结为痰，治以清化，表邪尚在，故投以辛凉清解之剂，庶邪祛而正自安。待外邪清解，阴亏之象更显，以增液承气滋润泄热并举。外邪清、里燥除，再以葶苈大枣祛其悬饮。

70. 胸胁痛

陈喜堂，男，49岁，农民。

病史：两月前项部患疮疡，溃脓后经外科治疗一个月愈合。但随之开始发热，全力乏力，右胁疼痛，不敢吸气，以胆囊炎收入院。发病前曾和孩子生气。诊见：头晕气短，体力不支，声音嘶哑，右胁疼痛，不思饮食。脉右细数，左弦数；舌质红赤，苔白厚而干。

治法：泻肝胆郁热以开结。

方药：龙胆泻肝汤加减：柴胡5克、焦栀子10克、黄芩10克、黄连7.5克、连翘20克、金银花15克、龙胆草10克、生地15克、天花粉20克、瓜蒌25克、茵陈20克。

二诊：服药后，疼痛减轻，但午后出现低热，大便干燥，再以清肝利胆法，方用：柴胡10克、龙胆草10克、生牡蛎10克、白芍10克、茵陈15克、黄芩10克、栀子10克、川楝子10克、大黄10克、郁金10克、甘草5克、青皮7.5克。

附注：患者共计住院42天，症状消失出院。

按语：脉右细数属肺阴虚，左弦数为肝火旺。舌质红赤，苔白厚而干，皆一派火热灼津之象。又疼在肝区向右季胁传导，不能转侧，为少阳走行之处。且郁怒伤肝，相火自旺，故头晕气短，胸胁疼痛，咽干。木郁克土，势所必然，因而倦不思食。以龙胆泻肝汤加减疏肝解郁，兼以清热养阴。

71. 腰痛

余大成,男,46岁,翻沙工人。

病史:患者因体力劳动,腰部经常酸软疼痛,未甚注意,逐渐加重,经过休息半年,疼痛未减而来诊。诊见:腰痛绵绵不休,两腿酸软无力,卧则稍轻,劳则加重,甚则弯腰、久立受限。伴有口燥咽干,梦遗,精神极度疲惫。舌质略红,脉细无力。

治法:补肾强腰,佐以清热养阴。

方药:腰痛丸改作汤剂:知母15克、黄柏15克、杜仲15克、牛膝15克、萆薢15克、补骨脂5克、胡桃肉(捣)30克。

附注:上方守方连服月余见效。后以此方调配蜜丸10克大,继服两个月恢复工作。

按语:腰为肾府,肾主作强,因久病失养,耗伤精气,故腰痛绵绵不休而两腿酸软无力矣。肾主骨,精虚骨痿,故弯腰、久立都觉吃力。口燥咽干、梦遗乃阴虚阳扰之征,而精神疲惫,舌红、脉细亦阴精亏耗之候也。腰痛丸以杜仲、牛膝、补骨脂、胡桃肉填补肾精,以知母、黄柏、萆薢清虚热。因劳伤过久,必须缓图获效。

72. 两胫骨蒸

依令阿,男,30岁,职员。

病史:热病后遗两胫发热感,遇劳即发,已八年之久。局部皮肤并无红肿发热现象,惟自觉有热从骨中发出,经久未愈。

治法:滋阴降火,兼以潜阴。

方药:大补阴丸:黄柏(盐酒炒)200克、知母(盐酒炒)200克、熟地(酒润)50克、龟板(酥炙)300克,共为细末,猪脊髓一条(蒸熟),炼蜜为丸10克大,每服1丸,日二服。

附注:上药服尽,胫热不发,八年痼疾,从此除根。

按语:肾主骨,自觉热从骨中出者,肾阴虚也。因酒色过度,下焦肝肾之火燔灼筋骨,故时觉两胫热,不能久立,如不及时治疗,渐成骨痿重症矣。

73. 足心痛

彭荣华,女,22岁,护士。

病史:得肾炎后自诉右脚心痛,用针灸效果不显,后肾炎近愈,但足心痛已迁延两月余,走路着地为甚,常觉腰酸腿软,有时自觉有热感。

治法:补肾除湿。

方药:以肾着汤送服六味地黄丸。

肾着汤:茯苓 20 克、炙甘草 10 克、白术 10 克、炮姜 5 克,煎汤,送服六味地黄丸,日二服。

附注:服药十余日,痛渐消失,从此未犯。

按语:腰为肾之府,肾阴虚,故腰酸腿软耳。足心为涌泉,属少阴经,热痛者,肾虚湿着也。湿着者,以肾着汤除在经湿邪;肾虚者,以六味地黄丸壮水之主以制阳光。

74. 肝痈

冯贵伦,男,39 岁,粮食购销员。

病史:三个月前开始发热,辗转两家医院未确诊。来我院肝病病房,两次肝穿,确诊为肝脓肿。诊见:高热,体温 38℃以上,自觉浑身难受,头不昏不痛,背疼,右侧胸闷隐痛,口吐白色沫痰,活动后气不足以用,头汗出,颜面黄晦,精神萎靡,食欲欠佳,大便干燥,四日一行,小便深黄。脉数而无力,舌质青无苔。

治法:急以清热解毒法,仿救肝败毒意。

方药:救肝败毒汤化裁:柴胡 10 克、薄荷 7.5 克、香附 5 克、黄芩 10 克、当归 10 克、金银花 25 克、连翘 25 克、菊花 15 克、甘草 7.5 克、天花粉 10 克、栀子 5 克、黄连 10 克,后加瓜蒌、大青叶、浙贝母。

二诊:上方略加减服药后热退痛减,神怡食增,再予前方进退,方用:大青叶 15 克、金银花 25 克、连翘 20 克、瓜蒌 25 克、郁金 15 克、白芍 15 克、牡丹皮 15 克、龙胆草 10 克、茵陈 20 克、栀子 7.5 克、川军 5 克。

三诊:病情日渐良好,仅活动乏力,盗汗,予加入益阴之品,再予前方化裁:生地 15 克、麦冬 15 克、栀子 5 克、牛膝 10 克、木瓜 15 克、柴胡 10 克、白芍 15 克、青皮 15 克、大青叶 15 克、甘草 7.5 克、白茅根 30 克。

附注:该患共计住院 57 天,治愈出院。

按语:肝区隐隐作痛,咳嗽,呼吸不利,发热,便秘,转侧为难,或舌青者当诊为肝痈,况肝穿证实。由于发病后误治、失治,为热邪久藉、肝血益灼之象,脉数无力为证。热邪腐化成痈,势所必然,溃久蚀深,脓盛热甚,病势极危垂。救肝败毒为陈士铎方,原方仅金银花、白芍、当归、栀子、甘草。本案取其意,重用清热解毒排脓之品。

75. 肠痈

王姓妇,女,40岁,家庭妇女。

病史:自觉感冒后小腹满痛,小便频数四天。诊见:发热恶寒,小腹痞满,按之肿痛,转侧有水声,腿缩不欲伸,尿数似淋。脉滑数,舌苔厚。

治法:以排脓开结为主,佐以化瘀导滞之法。

方药:牡丹皮散加味:牡丹皮25克、薏苡仁25克、瓜蒌仁12.5克、桃仁10克、金银花25克、乳香7.5克、没药10克。

附注:上方一剂轻,再剂愈。

按语:清程国彭在《医学心悟》中说:"肠痈,腹内胀急,大小便牵痛如淋,转侧摇之作水声。"本患小腹满,转侧有水声,尿数似淋,肠痈也。其小腹痞坚按之痛而烦热者,属结热。脉滑数,滑则为实,数则为热,可下之,故以牡丹皮散排脓开结,化瘀导滞。

76. 肠痈

姜庆珠,男,37岁,科员。

病史:冬季发病,经本溪市二院诊断为慢性阑尾炎,用青霉素治疗好转,但每月中旬必发一次,久治不愈,已连续九个月矣。诊见:面色黄晦,形体消瘦,右下腹部轻微疼痛,可触及指头大肿物,压之痛,不敢多走路,走路多易引发。胃有胀满感,吞酸呃逆,食欲欠佳。脉沉缓无力,舌苔厚。

治法:芳香开窍。

处方:苏合香丸,每日晨起空腹及睡前以淡姜汤各冲服一丸。

附注:连续服药后,症状渐次消失,两月未犯,后来虽上山下乡也不觉疲乏不适矣。

按语:《杂病源流犀烛》曰:"关元穴属小肠……其穴分隐痛者为疽,上肉微起者为痈,是古人之分大小肠痈。"《金匮要略》曰:"其脉迟紧者,脓未成,可下之,当有血;脉洪数者,脓已成,不可下也。"本病脉象沉缓无力,在可下与不可下之间,况慢性定期发作,则显然与一般肠痈有别。此证因湿毒、瘀血结滞肠内而成。今病有所遗,而月有盈亏,是以作止有时也。治疗肠痈有仲景红藤方、王洪绪犀黄丸法。本案以苏合香丸芳香开窍法,冀湿毒、结滞随芳香一齐俱散耳,竟获全效。此前曾治王姓老妪,患阑尾炎,因惧怕开刀,当时给以苏合香散,每服2.5克,连服三日竟安。

77. 淋证

黄素珍，女，51岁，家庭妇女。

病史：两个月来尿频、尿急、尿道疼。近七八天开始发热，病情转重，以急性肾盂肾炎收入院。诊见：发热，尿频，尿急，约半小时一次，尿色赤，尿道痛，伴有头晕眼花，睡眠不实。自觉疲乏，腰痛，右侧为甚，小腹胀，下肢肿，有压痕，食欲欠佳，口渴引饮，面色黄赤，耳背。舌薄白，脉洪大。

治法：淡渗通利，予八正散化裁。

方药：八正散化裁：萹蓄15克、瞿麦15克、木通10克、生地10克、竹茹10克、甘草7.5克、焦栀子10克、滑石15克、大黄10克，三副。后又加玄参20克、白茅根35克，三副。

二诊：服上药后，症状明显减轻，惟大便五天未行，前方配合大黄粉5克、芒硝2.5克，顿服缓泻，大便得通，改予滋阴清热法，用知柏地黄丸，每服1丸，日二次。

附注：治疗九天，症状消失，因患者条件所限，自动要求出院。

按语：面黄赤、脉洪大、口渴者，上焦风热也；下肢肿、腰酸痛、腹胀者，肾虚湿盛也。又肾虚则小便数，膀胱热则水下涩，数而且涩则淋沥引痛。尿色红赤，为小肠实热。腹中气胀，则尿有余沥，此州都气化不及所致也。淋而口渴属上焦气分，宜淡渗轻宣，清肺气以滋水之上源，亦上病下取之法。

78. 淋证

刘延章，男，55岁，炊事员。

病史：八九天前突然发热，按感冒治疗未愈。因发现血尿，以肾盂肾炎收入院。初起血尿，尿频、尿少、尿道痛，小便发胀，尿液混浊，伴有腰痛，背微寒，大便已两天未行。面赤水肿，精神抑郁，嗜卧，口唇干。舌白滑，脉细数。

治法：尿频而少为热，渗利之法初不可废，佐以清热育阴之法，以白茅汤化裁，以期邪去而正无损。

方药：白茅汤化裁：白茅根50克、滑石15克、竹叶10克、芦根20克、连翘20克、金银花15克、木通10克、生地15克、甘草7.5克、薄荷7.5克，三副。

二诊：服药后，症状略减轻，再进八正散以清太阳湿热。

八正散化裁：生地15克、竹茹10克、木通10克、甘草梢7.5克、焦栀子10克、连翘20克、滑石15克、白茅根30克、石苇15克、黄柏10克，三副，另琥珀粉3克，随汤冲服。

附注：服八正散方后，症状大有好转，尿化验未见异常，细菌培养阴性。经停药观察，未再复发。

按语：舌白滑，乃素有湿滞，脉细数为阴已伤。突感尿频、尿少、尿道痛，且尿液混浊而赤，背微恶风寒，此太阳邪已入府。热结膀胱，伤阴络则尿血，热下注则迫急，壅阻不通则疼痛。肾与膀胱为表里，腰为肾之外府，膀胱病未有不及于肾者，故腰亦痛。治疗上先以白茅汤清热渗利，加生地育阴以防正伤，再进八正散专攻太阳湿热。

79. 遗精

关绍文，男，24岁，工人。

病史：西医诊断为性神经衰弱两年多，过去一二周滑精一次，后来加重，经常滑精，严重时滑精不知，腰酸头晕，腰部喜暖，乏力少神，大便干，小便黄。脉两尺微涩。

治法：泻南补北，以二加龙骨汤加味以交通心肾。

方药：二加龙骨汤加味：生白芍15克、生龙骨15克、生牡蛎20克、甘草10克、白薇10克、炮附子5克、枸杞子10克、金樱子10克、生姜2片、大枣4枚，九副，为煎剂。

二诊：服药后，症状好转，三周未滑精。改予丸剂常服以期根除。方用：生龙骨50克、巴戟天30克、肉苁蓉30克、金樱子30克、生牡蛎25克、芡实30克、莲须20克、白薇20克、白芍30克、附子10克、锁阳20克、韭子20克、杜仲30克、菟丝子30克、山茱萸30克、茯苓30克，为蜜丸，10克大，每服1丸，日二次。

附注：上丸药服五料后，诸症渐次消失，惟腰酸痛尚在。后予腰痛丸继服而安（方药参见案71）。

按语：肾受五脏六腑之精而藏之，肾虚则封藏不固，滑不自觉，病已甚矣。腰酸喜暖，乏力少神，阳亦虚矣，两尺脉涩，精血伤也，当补肾，固其封藏。又古有"梦而后泄相火强，不梦自遗心肾伤"之说。因心为君主，肾失封藏，须寄以北门锁钥之司，从心肾入手，以二加龙骨汤加味以交通心肾。

80. 阳痿

谢中书，男，38岁，教员。

病史：西医诊为性神经衰弱。经常头晕，眼眶酸乏，阳事痿弱，早泄，腰酸,乏力,少神。脉细尺弱。既往曾患肺结核。

治法:若夫元阳既伤,其精必损,须以血肉温润之品缓以图之。

方药:熟地30克、山茱萸15克、茯苓15克、枸杞子15克、肉苁蓉15克、巴戟天15克、杜仲15克、牛膝15克、芡实15克、锁阳15克、附子10克、五味子15克、鹿角胶15克、菟丝子15克、金樱子15克、车前子10克、肉桂10克、龙骨25克、牡蛎30克、何首乌15克,上药为末,炼蜜为丸,10克大,日二服。

二诊:服此方四料后,症状已有好转,早泄减轻。改予药酒方治之,方用:蛤蚧尾2对、狗脊25克、枸杞25克、人参25克、菟丝子25克、肉苁蓉50克、山茱萸25克、当归20克,白酒1千克,纳上药浸7天后可饮,每饮一盅。

附注:浸剂用完三料后,大有好转,头晕腰酸基本消失,食欲增,体力强,阳事易起矣。

按语:男子二八而精通,八八而精绝。阳密则固,肾旺则强。今未老先衰,是由于肾虚失其封藏之职,阳虚缺乏固摄之权,故其人阳事不举,遗精早泄,呈精气已虚之候。且腰为肾府,肾主作强,故肾虚未有不腰酸乏力少神者。本病治疗,难能速效,且肾精亏耗,不能速生。以血肉有情之品,最能补其精髓,调配丸剂,缓补其精;另配药酒,补精助阳而收效。

81. 尿血

康延正,男,56岁,教员。

病史:1966年7月血尿,经治疗好转。8月间复发,尿中有血丝、血块,右肾区剧疼。住院三个多月,肾区已不痛,但出现膀胱区隐痛,走路多时疼痛加重,尾骶骨上方也有隐痛,尿有血块,乏力,食欲差。舌质暗,脉细涩。尿常规:蛋白+~±,红细胞满视野,白细胞0~1个。

治法:和血补血,酌以化瘀之法。

方药:四物汤加味:熟地20克、当归15克、川芎10克、赤芍15克、牛膝15克、生蒲黄15克、阿胶15克,十副。

附注:服药后,自觉症状轻快,尿中初有血丝,渐次消失,膀胱区疼痛已基本消失。接连服药数剂后,尿中蛋白转阴,红细胞0~1个,白细胞未见,症状完全消失,至今未犯。

按语:舌质暗、脉细涩、时有隐痛,尿中血丝、血块者,此瘀象也。瘀不尽则病不除,是以反复发作无常。本病以四物、阿胶和血补血,改白芍为赤芍,加牛膝、蒲黄以化其瘀血。瘀血去、新血生,膀胱不再渗血,病自愈。

82. 便血

钟某某，女，24岁，家庭妇女。

病史：体素弱多病，患便血经年余，多治未愈。诊见：面色萎黄，神疲形削，先便后血，血色晦暗，掌热不枯，肢冷，脉细。

治法：治以仲师黄土汤法，以温阳止血为务。

方药：黄土汤：灶心黄土（新取为佳）50克、甘草10克、干地黄10克、白术15克、附子7.5克、阿胶10克、黄芩10克，三副。

附注：服药后病情大有好转，后仍按本方化裁加减，半月而安。

按语： 面色萎黄，脾气已伤，是证失其统血之职。饮食不为肌肤，可知气血无由以生；阴络既伤，血与便下，久而不愈，岂不羸瘦骨立者哉。且阴血损伤过度，则阳气亦随之受损而失其固密之能，此肢冷脉细之所由也。治疗当温振脾阳复其统血之职，脾阳复，饮食调，下血亦止。

83. 便血

王存后，男，34岁，管理员。

病史：胃脘痛反复发作八、九年。本次因吃韭菜馅饺子复发，胃痛甚，夜间重，影响睡眠，食入胀加，胃纳减，大便燥结，一周一行，为黑色球状硬便。舌质紫，苔黄；脉右实大有力，左弦缓。便潜血强阳性。

治法：仿仲师黄土汤意，温阳止血。

方药：黄土汤化裁：生赤石脂（为末，以代黄土）25克、附子5克、白术10克、熟地5克、鹿角胶5克、黄芩10克、甘草7.5克、牡蛎25克，三副。

二诊：服药好转，附子、鹿角胶各加至7.5克，三副。

附注：服药一周后症状有所缓解，胃酸少，胃痛轻，大便由黑转黄，由硬变软，隔日大便一次，食欲转佳，便潜血阴性。患者胃脘痛尚未根除，后因患者有事，未能继续治疗。

按语： 久病多虚，今食伤胃肠，故现右脉实大；食入胀加，胃纳减，此体虚不胜其病也；苔黄舌质紫，乃阳明液短，不能濡润大肠所致。且血渗肠间，久久难于排出，是以燥结如球耳。本案治疗上，因便潜血阳性，即按便血治疗，不能因燥结而滋补阴液，反碍脾阳。

84. 癃闭

王姓男孩，初生儿。

病史：出生后因产室欠温，风寒侵袭肌表，出现小便不通。诊见：形寒肢冷，皮肤无汗，呼吸微促，清窍阻闭，啼不出声。

治法：宣肺疏表，开上窍以启下窍。

方药：还魂汤：麻黄5克、杏仁7粒、炙甘草5克，煎服。

附注：服药一剂后，小便即通，哭啼如常。

按语：肺为水之上源，外合皮毛。今形寒无汗，乃风寒袭于肌表所致。风寒袭表，肺失宣降，不能通调水道，下输膀胱，是以清窍为闭也。初生儿小便不通属胎热者较多，属表寒者兼而有之，本案即为表寒。还魂汤出自《千金方》，原方尚有桂心，原方治疗因感触鬼击飞尸等，口噤不开，失去知觉等。本案以其宣肺疏表，表邪除，肺气宣，小便自能通利。临证时必须正确掌握具体情况，方不致误。

85. 遗尿

姜共文，男，24岁，工人。

病史：幼儿即遗尿，迄今未治愈。睡时遗尿，愈劳益甚！常不敢外宿，其他一如常人。

治法：温补下元。

方药：雄鸡肝、肉桂心，等分捣和为丸，5克大，日二服，以知为度。

按语：睡则遗尿，婴儿脬气未固，老人下元不足皆有之，此虚证也。陈修园谓："遗尿肾元虚且寒，好将肉桂配鸡肝"，余历用本方有效。《本草纲目》载："治睡中遗尿：雄鸡肝、桂心各等分。"肉桂心苦、辛、无毒，主腹内冷气，暖腰膝，王好古谓"补命门不足，益火消阴"，合雄鸡肝而益发挥温补下元之疗效矣。

86. 七天风

初生儿。

病史：初生儿患破伤风，脐肿腹胀，四肢不利，多啼不乳，噤口目瞑，身腰强直，涎潮呕吐，甚则搐搦面赤等。

治法：初虽在表，旋即入里，正不胜邪，剧变尤速，亟祛痰镇惊息风，争取时间，尤为必要。

方药：砂雪丸：朱砂5克、轻粉5克、白僵蚕7个、全蝎36个，为细末。青蒿虫适量，捣为丸，如梧桐子大，每次1粒，母乳下，日二服。

附注：患儿服药后抽搐即止，三日痊安。

按语：破伤风亦名脐风，即风邪侵入人身之破损处也。旧社会专靠产婆接生，多数引起初生儿破伤风的疾患，当时有"七天风，八天扔"的传说。发病时身体强直，角弓反张等，皆由气血不能荣筋所致。初生儿气血未充，正不胜邪，其势可危，故亟宜驱邪安正为务。砂雪丸方出《外科证治全生集》，乃由《保婴集》治惊风方加祛风止痉之白僵蚕、全蝎而成，原方主治急慢惊风，家父将其推广到初生儿七天风效果极为良好。方中最主要的是青蒿虫，必须亲自采取监制，决不能用他物代替，至要！至要！采青蒿虫的时节在中秋前几天，轻轻挖开青蒿根部泥土，于土中根部寻找，青蒿虫头大体肥如米虫样。届时事先将药粉备好，俟采虫完毕用乳钵舍研为丸，如梧桐子大，放阴凉处风干，勿经潮湿、日晒，干后磁器收贮备用。

87. 温疹

万春，男，5岁，儿童。

病史：温病发病初起二三日，头痛发热，自汗口渴，面浮颊赤，眼泪汪汪，咳嗽喷嚏，咽痛烦闷，头面红点高起，渐及周身四肢。

治法：芳香透络、辛凉解肌，兼以清血中之热。

方药：银翘散去豆豉加细生地、大青叶、牡丹皮、倍玄参：金银花10克、连翘10克、薄荷5克、荆芥5克、芦根20克、牛蒡子7.5克、桔梗7.5克、甘草5克、竹叶7.5克、细生地10克、大青叶5克、牡丹皮5克、玄参15克。

附注：本患用上方加减数日速愈。

按语：吴鞠通谓："温病忌汗，汗之不惟不解，反生他患。"然亦有自发斑疹者，乃温邪郁于肌表血分，有不得不疹之势，亦可重者化轻，轻者化无，俾营卫畅达，邪有出路，既不冰伏，蛮不迫出，因势以利导之。疹系红点高起，麻、痘、疹皆一类，系血络中病，故以芳香透络，辛凉解肌法，加四物以清血中之热，重者可加犀角。本人凡遇温病发疹，无论已出未出，均以此方加减取效。但风疹、寒疹不在此限。

88. 风热疹

沈小五，男，3岁，儿童。

病史：风热发疹，欲出未出，发出不快，出现躁扰不安、喘促、惊悸、肢冷等症。来诊时发热恶寒，咳嗽喷嚏，鼻流清涕，眼泪汪汪，双胞水肿，身热五日始见斑点于皮肤之上，形如麻粒，色若桃花。

治法：宣毒发表。

方药：《麻科活人》宣毒发表汤：升麻 5 克、葛根 10 克、前胡 5 克、桔梗 5 克、枳实 5 克、荆芥 5 克、防风 10 克、薄荷 5 克、木通 5 克、连翘 10 克、牛蒡子 7.5 克、竹叶 5 克、甘草 5 克。

附注：本患服上方后疹出顺利，症状减轻，三剂后，即告痊愈。

按语：疹出不快，往往与气候季节有关。本例患儿查其确系新凉外加，用此方有效。如气候较凉时，往往有疹出不快现象。如系风寒食滞，热必壮盛，气郁闭而难出、难透，当以宣通发表或佐以消食导滞之品，有寒邪加麻黄，有食滞加山楂，使表松里达，则疹易出矣，惟温疹因里热甚或有咽痛项肿者不宜。

89. 温热疹

戴守仁，男，4 岁，儿童。

病史：温热内蕴，郁久发疹，疹出不快，毒反内伏，出现神昏内闭之候。诊见：患儿发热面赤，神昏嗜睡，呼吸俱粗，口燥咽干，烦扰不安，便秘尿赤。

治法：热邪内陷，非芳香化浊无以透其窍，非清热解毒无以开共结。

方药：紫草丸：珍珠 1 克、朱砂 2.5 克、牛黄 1.5 克、冰片 1.5 克、青黛 1.5 克、紫草 25 克、羚羊角 15 克、乳香 1.5 克、没药 1.5 克、玄参 15 克、雄黄 2.5 克、羌活 15 克、琥珀 15 克、暹罗角（犀角）15 克、桃仁 15 克、菊花 15 克、金银花 50 克、甘草 15 克、地丁 50 克，共为极细粉末，蜜丸 1.5 克大。

附注：患儿服药后，疹即透出，神清气爽转危为安。

按语：温热内蕴，郁久发疹，疹出不快或回速，皆可出现神昏内闭之危候。因温热内炽，毒邪深陷，正虚邪盛，毒热壅滞，不能托毒外出，而有内闭外脱之势，非寻常药物可解。紫草丸为沈阳验方，凡痘疹将出未出回速，热毒攻里，此药最为应乎。

90. 喘急

李孩，男，周岁，婴儿。

病史：温病发疹，忽然喘急发作，此毒热内攻之候。患儿突然喘急发热，渐欲神昏目闭，泻下秽浊稠粘，口不吮乳，口唇焦干，甚至胸高气促，脉搏频数，极为险恶。

治法：宜清金泄热，育阴和阳，以清气化毒饮，兼用安宫牛黄芳香开窍。

方药:清气化毒饮:前胡5克、桔梗5克、瓜蒌仁10克、连翘10克、桑白皮10克、杏仁5克、黄芩10克、黄连5克、玄参10克、甘草5克、麦冬5克、芦根20克,上药煎汤,冲服安宫牛黄粉,每次0.5克。

二诊:患儿服上药一剂后,喘促未减,次诊加羚羊角粉0.5克与安宫牛黄散剂同服。

附注:加服羚羊角粉后,喘轻神爽,三日后始获痊安。

按语:温病发疹,无论已出未出,其突然喘急发热者,乃毒气内攻肺金之候。其出现神昏目闭者,为热邪深陷心包之征,已出轻而未出重。泻下秽浊稠粘,邪有出路矣,症虽险恶,但救治及时而获安。

91. 顿嗽

董孩,男,4岁,儿童。

病史:初起咳嗽,以为感冒,未注意,以致病情加剧。当地诊所按百日咳治疗,服药也未效。诊见:咳嗽喷嚏,渐次频数,连续发作,每次持续一二分钟才止,喉有回声,痰涎甚盛,颜面浮肿,口唇紫绀,近两天呕吐食物,脉搏频数。

治法:理气豁痰,兼消食降逆。

方药:平桑合剂:苍术7.5克、厚朴7.5克、陈皮15克、甘草5克、桑叶20克、杏仁7.5克、牛蒡子7.5克、苏子7.5克、百部7.5克、儿茶7.5克、焦三仙各5克,上药煎汤,每服冲服生赭石粉5克。

附注:服两剂后咳嗽减轻,四剂痊安。

按语:肺为清肃之脏,不容客邪,气逆而咳,痰动必嗽,连声发作,喉有回响,此正与邪争,其势甚迫。且肺为贮痰之器,脾为生痰之源,素有食伤则咳必兼呕吐食物,子病累母,势所必然。治疗上,应肺胃并顾,平胃散、桑菊饮加减合用。

92. 疳癖

王小四,男,4岁,儿童。

病史:素因避乳食过早,损伤形气,当夏令暑湿之邪侵袭,吐泻日久失治,因而胃肠受损,以致津液枯竭。诊见:揉鼻弄嘴,骨立形消,肌肤松弛,毛悴色夭,腹胀肠鸣,食物不化,怠惰安卧,已到不堪用药境地矣。

治法:选以外治法之消疳化癖糊药,以期邪祛而正无损。

方药:消疳化癖糊药:生杏仁50克、生栀子50克、朴硝50克、枳实

50克、干姜25克、母丁香10克、胡椒10克、小茴香10克、高良姜15克、神曲10克、荞面100克，为粗末，每副20克。葱须带白5根，萝卜5片，鲜姜1块，胡椒21粒，捣烂，同上药粗末和一处。另用黄酒调如糊状，满糊肚腹，外以油纸绷带缠好，连敷三个昼夜。惟到一昼夜药干时，可兑入黄酒适量和匀糊上，以发挥药效。最后见肚皮发青黑时可望生。

附注：患儿以消疳化癖糊药外敷两剂后，腹皮即见青黑，转危为安。

按语：脾主肌肉四肢，今形消松弛，怠惰安卧者脾虚极矣。揉鼻弄口，腹胀不减者，疳热胜也。其为正不胜邪可知，补正则碍邪，驱邪复伤正，最为棘手。本患儿用此外敷药两剂后即庆更生。此药用于因泻痢转为疳疾，衰惫到不堪用药境地，藉以复原者多矣。该方对腹膜炎、肠炎也有效，但因治疗例数少，尚不能妄下结论。

93. 疳癖

成诚，男，5岁，儿童。

病史：因小儿血气未充，胃肠虚弱，饮食失节，吐泻长作所致。诊见：毛发焦稀，头皮光急，神怯嗜卧，潮热自汗，皱眉揉鼻，腹满膨急，青筋暴露，尿浊泄酸。

治法：以家传消疳散内服消疳除滞，配以消疳化癖糊药外用。

方法：家传消疳散：西洋参5克、阿魏10克、青黛10克、木香10克、麦芽10克、厚朴10克、白术30克、槟榔10克、使君子20克、山楂5克、胡黄连5克、水红花子20克、神曲5克、三棱10克、莪术10克、香附20克、茯苓20克、芦荟10克、陈皮5克，黄芩10克、鸡内金10克、薏苡仁10克、芡实10克、生姜5克，为蜜丸5克大，每服1丸，日二次。

附注：本患内服消疳散，并配合外敷消疳化癖糊药，未两月而痊。

按语：胃气以下行为顺，脾气以健运为能。此病盖由饮食不节，脾气先伤，吐泻交迫，津液耗损所致。今脾病不能为胃行其津液，四肢不得禀水谷气，脉道不利，筋骨肌肉皆无气以生，故不用焉。脾失健运，则身重嗜卧；消化迟滞，必膨急腹满。故称大人为劳，小儿为疳也。大凡饮食不节，伤于脾胃，或吐泻之后，损及中州，多以此药收效，盖通中有补也。

94. 天行赤眼

魏国尹，男，30岁，农民。

病史：暑热时节，忽患眼疾月余，日渐加剧，两眼白睛发赤，目胞亦肿，怕热羞明，多泪，发痒疼痛，黑睛渐生云翳，疼痛益甚，食减便结，口渴心烦。舌红苔厚，脉来洪数。

治法：散热、消风、泻火。

方药：当归尾 7.5 克、赤芍 7.5 克、连翘 15 克、薄荷 7.5 克、柴胡 15 克、龙胆草 10 克、生地 20 克、栀子 15 克、黄芩 15 克、大黄 15 克、蝉蜕 7.5 克、木贼 7.5 克、木通 10 克、竹茹 10 克。

附注：两剂轻，四剂愈。

按语：张子和云："目不因火则不病。"赤而肿痛为湿热，赤而多泪为风邪。胞肿多湿，珠赤多火，暴生云翳，心肝风热，怕热羞明，目痒多泪，此皆暴风客热之所致。且便结心烦，舌红脉数，为实热之象。治宜消风、散热、泻火，一般风火眼疾服此方可收捷效。重者可针刺两太阳出血，效果尤速。

95. 夜盲症

张宝义，男，17 岁，学生。

病史：日落后即盲不见物，从外观看无明显异常，一如常人。

治法：补肝阴、清虚热，以明目通神的脏器疗法治之。

方药：羖羊肝一具，不见水，不犯铁器，用竹刀切片，纳入谷精草细末 50 克，瓦罐内煮熟，不时服之。

附注：服上方未尽剂而目已复明，迄今未犯。

按语：《素问·藏气法时论》说："肝病者……虚则目䀮䀮无所见。"肝开窍于目，虚则无所视；又气脱者目不明，阴脱者目盲。大凡目暴不见物，皆气脱之类，因阴虚热甚故也。谷精草清虚热，羖羊肝补肝阴，以脏补脏。

96. 蜂蜇伤

何小，男，12 岁，牧羊童

病史：牧羊后，于山坡嬉戏，闲暇无事，戏触马蜂窝，突被群蜂包围毒螫，呼号打滚，经人救回村中，已遍体鳞伤。诊见：腹背四肢和头面多数红肿高起，大者如豆，小者如粟，稀密不等，灼热疼痛，体温增高，闭目喘促，呻吟不绝。脉洪大无伦。

治法：蜂蜇肿痛乃热毒也，以蚯蚓泥去热毒。

方药：蚯蚓及粪（蚯蚓泥）约一碗许，以新汲水捣涂患处，时际夏日，取材尤易。

附注：既经外敷，肿痛苦失，体温逐渐正常，一切症状随之消逝，其疾随愈。

按语： 土蜂又名马蜂，大者赤黑色，螫人最烈，甚者至死。蜂具火毒，其灼热肿痛，体温增高，热毒盛也。闭目喘促，呻吟不绝，脉洪大无伦，病势危矣，非立即抢救不可。蚯蚓其性咸、寒，居处土中，为水性，故蚯蚓泥又称"六一泥"，主大热狂烦，手足肿痛，并主一切丹毒。《急救广生集》引《外台秘要》毒蜂刺伤"蚯蚓粪涂之"，李时珍重用蚯蚓泥涂丹毒，其意一也。

97. 烫火伤

张全恕，女，70岁，家庭妇女。

病史：不慎为滚开水烫及右足，痛苦备至。足跗、足趾全被烫伤，创面红肿，皮破肉伤，后局部化脓，但皮不愈合，痛苦益甚，食欲退减，精神委顿不堪。舌淡苔薄，脉来弦细。

治法：先用家传榆柏散解热毒、止脓血治其标，次以保元汤调脾气、益肺气而培其本。

方药：家传榆柏散：生地榆50克、黄柏5克，为细末，香油调敷患处。

加味保元汤：党参25克、黄芪50克、炙甘草15克、肉桂5克、白术15克、茯苓15克、当归10克、川芎7.5克。

附注：前期单用榆柏散，疮面日有好转。后期皮不愈合，用加味保元汤一周后，肉芽明显新生，而皮已渐长矣。

按语： 局部皮肤烫伤，体健者往往不药可愈。本患年老体弱，不耐病缠，且皮肉损伤，恢复无日为虑。情老郁勃，不食堪虞，恐垂暮之年，恢复无日耳。幸舌淡苔薄，脉来弦细，虚象偏多，应从补益中求之，以加味保元汤收效。盖脾主肌肉，肺主皮毛也。本方对褥疮久不愈合者历用亦有效。

98. 血风疮

夏宝田，男，12岁，学生。

病史：汗出当风，湿热久留，引起两腿脚痒疮，经过半年之久，多治不效。

诊见：两胫痒疮，抓破流血，浸淫成片，瘙痒难耐，日轻夜甚，搓擦不觉解痒，以竹片剔刮仍痒不可忍。

治法：宜消风清湿热之邪，兼杀虫止痒。

方药：内服消风散，外敷大枫子丹。

消风散：荆芥 5 克、防风 5 克、当归 5 克、生地 5 克、苦参 5 克、苍术 5 克、蝉蜕 5 克、火麻仁 5 克、牛蒡子 5 克、知母 5 克、生石膏 5 克、生甘草 2.5 克、木通 2.5 克、红花 2.5 克，三副。

大枫子丹：大枫子肉 15 克、土硫磺 10 克、枯矾 5 克、明雄黄 10 克，为细末，用过灯油调涂。

附注：上药用完痒止，疮面也逐渐愈合。该童为独生子，病愈后，其父甚喜，亲带其子步行 40 里，登门叩谢，终未复发。

按语：肝脾湿热，外受风邪，袭于肌表，风火相煽，湿热蕴稽，故瘙痒无度。破流津血，浸淫成片，日轻夜甚，盖痒疮与疥癣相似，皆由风热湿邪，侵袭皮肤，郁久风盛则化为虫，是以瘙痒无度也。故而治疗内外合用，内服祛风除湿清热，外敷杀虫止痒。

99. 疥疮

郭某、曹某，青年夫妇。

病史：手指丫长疥疮，剧痒，逐渐遍及全身，已月余。夫妻二人，一为干疥，一为脓疥。干疥者，全身瘙痒，皮肤干枯落屑，痒极则抓破皮肤，津血出乃止。脓疥者，全身重痛，迨至脓包渐起，含浆化脓如痘疮，脓稠色厚则焮痛尤甚。二者皆由手指丫开始，遍及周身，昼夜瘙痒无度，痛苦异常，用药无效。

治法：杀虫祛风除湿。

方药：干疥者以合掌散；脓疥者以厚朴油。

合掌散：硫黄 50 克、铁锈 5 克、红砒 3 克，共为极细末，葱汁调涂于大碗内，和匀，覆瓦上，取艾绒置碗下点火薰之令干，敲碗呈空声，取起研细末，每用少许。先以中指沾满香油，再粘上药末涂于另一手心，合掌搓之，但有药气，不是药形。然后再用两掌擦疮，每日早晚两次，三日扫光，再擦不发。

厚朴油：川厚朴整块，以真香油磨浓汁如酱，加枯矾少许擦之，数日退尽。

按语：疥疮虽有干、湿、砂、虫、脓之分，总缘卫生不谨，湿热蕴毒，日久生虫，蔓延于皮肤之中所致。然干、脓两种较重，多不易根治。风多湿少者为干疥；湿多风少则成脓疥。风胜则痒甚，必抓破皮肤出血者，血活风自去；湿胜则重痛，其脓稠色厚焮痛者，毒胜则成脓。

100. 产后气喘

陈某,女,24岁,家庭妇女。

病史:新产恶露不行,败血上攻于肺。新产次日晨起即开始发病,面色紫黑如茄色,两目圆睁,张口喘促,不能平卧,势甚危急,口唇焦干,舌紫无苔,脉沉微而滑。

治法:败血冲肺下瘀法,瘀去喘自定。

方药:二味参苏饮化裁。人参10克、苏木15克,为末,分两次服。

附注:患者服药后,未及中午喘促已完全缓解。

按语:《张氏医通》记载产后三冲,败血冲肺、败血冲心、败血冲胃。"若面赤呕逆欲死曰冲肺,二味参苏饮。……产后,口鼻起黑色而鼻衄者,是胃气虚败而血滞也,急用二味参苏饮。稍迟不救。"本患面色紫黑,血瘀甚而气不续,目圆睁,张口喘而病情急,舌紫无苔,脉沉微而滑者,正虚邪盛,瘀血阻滞而元气欲绝也。非积极抢救不可。二味参苏饮出《妇人良方》引胡氏方,主治"产后血入于肺,面黑发喘,欲死者"。原方为人参一两为末,苏木二两煎汤冲服。因药量多,患者难以服下,故改为少量散剂两次分服。是证药不在多,而在精也。

《近现代名中医未刊著作精品集》已出版
书目(第一至三辑)

1. 《本草经述义》赵　桐　著
2. 《金匮述义》赵　桐　著
3. 《伤寒述义》赵　桐　著
4. 《赵仲琴诊籍四种》赵　桐　著
5. 《门纯德中医临证要录》门纯德　著
   附:《名方广用》
6. 《杂病挈要》韩玉辉　著
   附:《妇科挈要》
7. 《李翰卿伤寒讲义集要》李翰卿　著
8. 《姚国美医学讲义合编》姚国美　著
9. 《孟河陈耀堂医案》陈耀堂　著
10. 《脏象学说与诊断应用的文献探讨——肾脏》姚荷生　潘佛巖　廖家兴　编著
11. 《脏象学说与诊断应用的文献探讨——脾脏、肺脏、肝脏》姚荷生　潘佛巖　廖家兴　编著
12. 《中医内科学评讲》姚荷生　著

策划编辑:陈东枢
通讯地址:北京市朝阳区潘家园南里19号人民卫生出版社
电子信箱:xihusanren@163.com　1721554689@qq.com

28检